마흔에 꼭 알아야 할
최소한의 건강 지식

40 SAI KARANO YOBOU IGAKU:

ISHA GA OSHIERU 'BYOKI NI NARANAI CHISHIKI TO SHUKAN 74'
by Yuma Mori

Copyright © 2021 Yuma Mori
Korean translation copyright © 2025 by Luminous Books
All rights reserved.
Original Japanese language edition published by Diamond, Inc.
Korean translation rights arranged with Diamond, Inc.
through The English Agency (Japan) Ltd. and Danny Hong Agency

이 책의 한국어판 저작권은 대니홍 에이전시를 통한 저작권사와의 독점 계약으로
루미너스에 있습니다. 저작권법에 의해 한국 내에서 보호를 받는 저작물이므로
무단전재와 복제를 금합니다.

마흔에 꼭 알아야 할 최소한의 건강 지식

모리 유마 지음 | 박선정 옮김

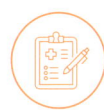

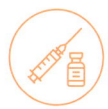
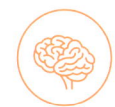

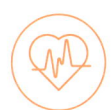
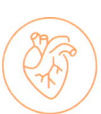

죽을 때까지 평생의 무기가 되는
74가지 예방의학 지침과 습관

루미너스
LUMINOUS

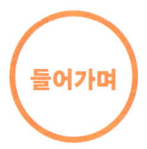

들어가며

마흔을 넘기면 누구라도 병에 걸릴 수 있다

"다 남의 얘기인 줄만 알았지, 내가 병에 걸릴 거라고는 생각지도 못했어요."

나는 지금껏 산업의(직장이나 기업체에서 근로자의 건강을 관리하는 의사)로 일하면서 이렇게 뒤늦게 건강을 잃고 후회하는 젊은 사람들을 수없이 많이 만났다.

나이가 마흔을 넘어가면 암이나 당뇨병, 신장질환과 같은 질환을 피하기 어려워진다. 일본 국립암연구센터의 조사에 의하면 40세부터 49세 암 환자 수는 30대와 비교했을 때 3배 이상 많은 것으로 나타났다.[1] 물론 50대, 60대로 나이가 점점 많아질수록 암 환자 수도 증가한다.

당뇨병은 어떨까. 일본의 당뇨병 환자는 약 1,000만 명이고 당뇨병 예비군인 사람 또한 약 1,000만 명에 달한다고 알려져 있다.[2] 대략 6명 중 1명은 당뇨병을 앓고 있거나 당뇨병 예비군인 셈이다. 당뇨병 예비군이라고 하면 아직 당뇨병은 아니니 안심할 수도 있겠지만 몸은 이미 망가져가고 있는 중이라고 생각하면 된다.

당뇨병 초기에는 뚜렷한 증상이 나타나지 않지만, 계속 내버려두면 혈관이나 신경에 문제를 일으켜 결국 투석을 받아야 할 상태가 될 수 있다. 비만, 고혈압, 지방간, 이상지질혈증과 같은 생활습관병 역시 마찬가지다. 뚜렷한 증상이 나타났다면 이미 손쓰기 힘들 정도로 병이 진행된 경우가 많다.

- 암이나 당뇨병, 고혈압의 초기 증상에 대해 알고 있는가?
- 정기적으로 실시하는 건강검진 속 각종 수치의 의미에 대해 알고 있는가?
- 과학적으로 증명된 건강에 이로운 식품과 해로운 식품이 무엇인지 제대로 알고 있는가?

돈과 시간이 아무리 많아도 건강을 잃는다면 아무 의미가 없다. 생활습관병의 그림자가 조금씩 드리워지기 시작하는 나이, 40세부터 벌어지는 건강 격차는 결국 인생의 격차를 만든다.

노년기에 누운 채로 자리만 보전하며
병원 신세를 져야 하는 기간은 약 10년

　예방의학이란 '건강수명 연장을 목표로 하는 의학의 한 분야'를 말한다. 최근 전 세계적으로 고령화가 진행되면서 건강수명에 대한 중요성은 나날이 강조되고 있다.

　'건강수명'이란 세계보건기구(WHO)에서 2000년에 발표한 용어로 다른 사람의 도움 없이 생활이 가능한 기간을 의미한다. 평균수명에서 질병이나 치매 등으로 누워지내거나 다른 사람의 도움을 받아야 하는 기간을 뺀 수치로 계산하는데, 건강수명이 길면 길수록 수명의 질이 높다고 할 수 있다.

　2019년 후생노동청의 발표에 따르면 일본 남성의 평균수명은 81.41세이지만 건강수명은 72.68세다. 여성의 평균수명은 87.45세이지만 건강수명은 75.38세다. 평균적으로 남성은 8.73년, 여성은 12.07년을 휠체어에 의지하거나 다른 사람의 간호와 도움을 받아야 한다는 의미다. 물론 이것은 어디까지나 평균치일 뿐 사람에 따라 이러한 시간은 더 길어질 수도 짧아질 수도 있다. 또 느닷없이 40대에 올 수도 90대에 올 수도 있다. 이 기간을 최대한 줄이는 것이 바로 이 책의 목적이다. 병상에 눕지 않고 타인의 도움 없이 건강하게 살 수 있는 시간을 늘리는 데 도움을 주고 싶다.

하지만 지금의 현실은 어떤가. 누군가 나에게 "병을 예방하는 데 도움되는 올바른 정보가 얼마나 널리 알려져 있나요?"라고 묻는다면 의사로서 차마 고개를 들 수 없을 정도다.

의사로서 마주해 온 비참한 현실

요즘은 의학 정보가 홍수를 이루는 시대다. 하지만 안타깝게도 그러한 정보 속에는 올바른 정보와 엉터리 정보가 마구 뒤섞여 있다. 그러다 보니 내가 근무했던 응급 의료 현장에서도 안타까운 상황을 자주 마주하곤 했다.

- 이온 음료나 에너지 음료에 당분이 많이 포함된 것을 모르고 과다 섭취해 급성 당뇨병에 걸린 환자
- 심부전 초기 증상을 대수롭지 않게 여겼다가 결국 폐에 물이 차서 당장 인공호흡기를 달지 않으면 몇 분 안에 사망할 수 있는 위급한 상태로 응급실에 실려 온 환자
- 제대로 된 암치료 대신 근거 없는 민간요법에 의지하면서 급격한 체중 감소와 혈변 등의 증상을 무시하고 방치한 결과 말기 암 상태로 병원을 찾은 환자

이들처럼 자신의 건강을 챙기지 않은 탓에 인생의 큰 위기를 겪는 환자들을 의료 현장에서 수없이 많이 만났다.

'병원이 아닌 밖에서 많은 이들의 건강을 위해 내가 할 수 있는 일은 없을까?'

이런 생각 끝에 나는 현재 '예방의학의 실무자'라고 불리는 산업의로 일하면서 유튜브 등의 SNS(소셜네트워크서비스)를 통해 마흔 이후에 알아야 할 다양한 건강 지식을 전달하고 있다. 너무나 감사하게도 유튜브 채널의 구독자 수는 100만 명(2025년 2월 기준, 한국과 일본 합계)을 넘어섰고, 지금은 의학적·과학적 연구를 기반으로 한 예방의학에 관한 지식과 정보를 전달하는 최고의 채널로 자리매김했다.

"인체의 메커니즘에 대해 알게 되면서 내 몸을 더욱 잘 이해하게 되었다."

"시간적 여유가 없어서 병원에 가기 쉽지 않은데 이곳의 영상을 보고 식사와 운동에 신경을 써야겠다고 결심했다."

"암으로 가족을 잃었다. 좀 더 빨리 이 채널을 알았다면 좋았을 텐데…."

"뇌출혈로 오른쪽 몸이 마비됐다. 예방의학을 더 빨리 알았더라면 막을 수 있지 않았을까?"

"병원에서 쉽게 들을 수 없는 이야기를 자세히 알 수 있어서 도움이 많이 된다."

나 역시 SNS 구독자들과의 소통을 통해 많은 이야기를 들으며 정보사회일수록 올바른 의료 정보를 얻기 쉽지 않다는 사실을 매일 절실하게 느끼고 있다.

일본의 의료제도는 세계적으로 매우 훌륭한 편이다. 몸이 아프면 병원을 찾아 쉽게 치료받을 수 있고, 국민의료보험제도가 잘 정비되어 있어 의료비 부담도 적다. 그러나 예방의학 관점에서 보면, 병에 걸리기 전에 미리 예방하기 위한 접근은 제대로 이루어지지 않고 있다. 앞으로도 해결해야 할 과제들이 많다.

그래서 나는 단 한 명이라도 더 많은 사람에게 예방의 중요성을 알리고 올바른 의료 정보를 전달하고자 노력 중이다. 의사로서 사명감을 갖고 내가 전하고자 하는 내용과 표현에 심혈을 기울이고 있다.

인생의 만족도를 유지하면서 건강도 챙기는 방법

최근 EBM Evidence Based Medicine, 즉 과학적 근거에 기반한 의료에 사람들의 관심이 높아지고 있다. 그러나 나는 정확한 지식이란 인생을 즐기기 위한 수단에 지나지 않는다고 생각한다. 이런 이유로 사람들에게 과학적으로 100% 검증된 생활수칙을 무조건 그대로 따르라고 말하지 않는다.

이 책은 NBM^{Narrative Based Medicine}이라는 환자 개개인의 생활이나 가치관, 배경 등을 중시하는 의료적 사고방식에 따라 누구나 쉽게 실천할 수 있는 내용을 담고 있다. 내가 그동안 산업의로 일하면서 근로자들에게 직접 처방하거나 강의한 내용, 더 나아가 사내 건강 증진 프로그램을 제작하며 알게 된 모든 지식을 이 책에 담았다.

이 책의 목적

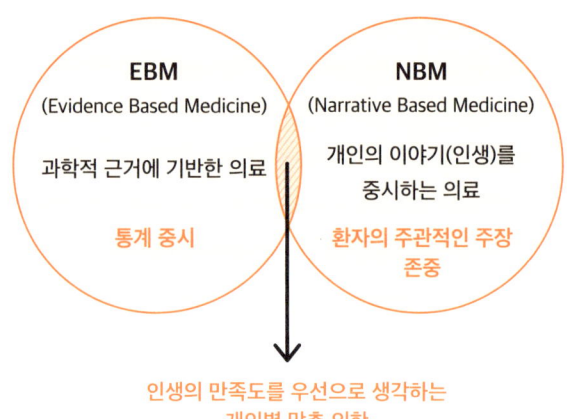

40대는 본인뿐 아니라 부모의 건강도 걱정해야 하는 세대

마흔 전후가 되면 사람들과 나누는 대화 중에 질병이나 건강 이야기가 많아진다. 질병을 예방하기 위한 관점에서도 40세를 기준으로 추천하는 검사가 몇 가지 있다. 예를 들어 대장암이나 유방암은 검사를 통해 조기 발견하면 사망률을 낮추는 데 효과적이라는 연구 결과가 있다. 40세부터는 검사를 받는 게 좋다.

40대부터 부모님의 병간호에 관한 이야기도 대화의 화제로 자주 오른다. 40대 당사자의 부모님 나이는 대략 60대 중반을 넘는 때인지라 면역 기능이 떨어지고 근력과 뼈도 약해진 상태다. 단 한 번의 바이러스 감염이나 낙상, 골절 등으로 QOL Quality of Life(삶의 질)이 현저하게 저하되는 세대다.

이 책은 65세 이상인 부모 세대의 건강수명 연장하기, 누운 채로 자리만 보전하며 병원 신세를 져야 하는 상황을 막기 위한 지식 등에 관해서도 깊이 있게 다루고 있다. 부디 부모와 자녀가 함께 읽길 권한다.

또 병을 예방하는 식사와 생활습관, 병을 조기에 발견하는 건강검진과 암검진 방법, 병을 진단받은 후의 마음가짐과 재발 방지에 관한 내용도 다루고 있다. 이러한 내용들은 이미 전 세계적으로 저명한 논문 등을 통해 과학적으로 입증된 정보다. 본문 내용 중 숫자로 표기한 부분의 자세한 출전이 궁금하다면 352쪽의 URL을 통해 확인할 수 있다.

당신과 당신의 소중한 사람을 위한 최소한의 건강 지식

이 책은 읽자마자 바로 효과를 실감할 수 있는 책은 아니다. 예방의학은 0을 플러스로 만드는, 지금 우리를 당장 행복하게 만들 힘이 없기 때문이다. 하지만 미래의 당신과 당신의 소중한 사람들이 불행해지지 않도록 만드는 힘, 즉 0을 마이너스로 만들지 않는 힘은 매우 강하다. 죽을 때까지 평생의 무기가 되어줄 것이다.

나의 가장 큰 소원은 '노년에 큰 병에 걸리지 않았고 이만하면 행복한 인생이었어'라고 생각하는 사람이 한 명이라도 더 많아지는 것이다.

인간의 평균수명이 계속해서 길어지고 있는 현 시대에 건강수명을 늘리기 위한 예방의학이야말로 모든 이들에게 꼭 필요한 지식이자 학문이라 해도 과언이 아니다.

이 책은 나의 첫 번째 저서다. 책을 읽는 독자들의 건강수명이 단

하루라도 더 늘어나고 후회 없는 인생을 살 수 있도록 바라는 간절한 마음으로 이 책을 썼다. 그런 이유로 지금부터 내가 가지고 있는 모든 지식을 독자들에게 아낌없이 공개하려 한다.

산업의이자 내과의, 주식회사 Preventive Room 대표
모리 유마

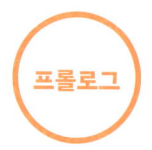

질병을 대하는
세 가지 관점

    마흔을 넘으면 암, 당뇨병, 고혈압과 같은 질환에 걸릴 위험이 커진다. '100세 시대에서는 나도 언젠가 늙고 병들겠지'라는 생각을 가지고 질병의 예방과 조기 발견, 치료를 위한 재활을 준비하는 것이 필수 불가결해졌다.

    예방의학은 크게 1차 예방, 2차 예방, 3차 예방으로 분류한다.

    1차 예방은 병의 예방에 초점을 맞춘다. 예를 들어 암 발병률이 높다고 과학적으로 밝혀진 식품의 섭취를 줄이거나 장수에 도움이 되는 생활수칙을 잘 지키는 것과 같이 병에 걸릴 가능성을 낮추는 행동이다. 백신 접종 또한 1차 예방에 포함된다. 독감을 예방하기 위해 매년 독감 예방주사를 맞는 사람이 늘어나는 것처럼 마흔 이후의 중년이나 65세 이상의 고령자들을 위한 다양한 백신이 있다. 예방의학은 병에 걸리지 않는 것이 최종 목적이기 때문에 1차 예방은 기초 중의 기초라 할 수 있다.

병을 예방하는 세 가지 관점

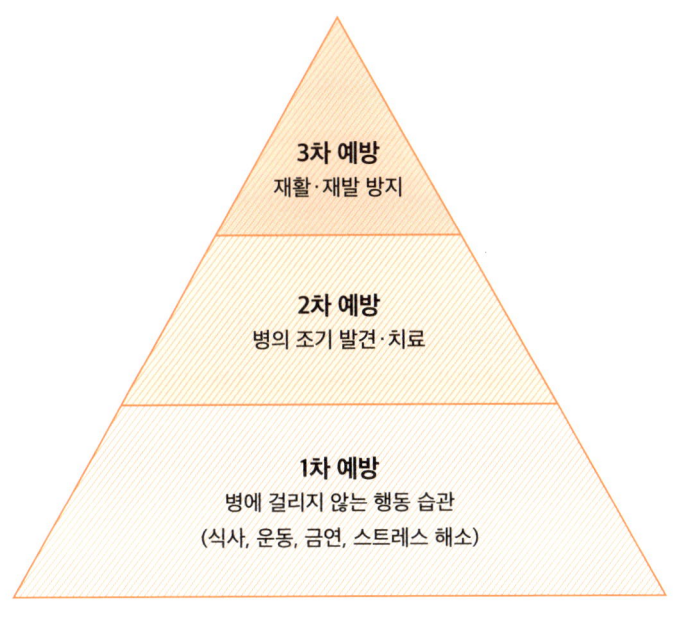

암, 당뇨병, 고혈압 등
어떤 질환도 세 가지 관점에서 예방한다.

2차 예방은 병의 조기 발견에 초점이 맞춰져 있다.

- 건강검진에서 비만, 당뇨병, 이상지질혈증 등의 생활습관병 진단을 받았다면 바로 치료와 관리를 시작한다.
- 조기 발견을 목표로 암검진을 받는다.
- 골다공증이나 우울증을 조기에 발견해 적절한 치료를 받는다.

마지막으로 3차 예방은 병의 재발 방지와 재활에 초점을 맞춘다. 암, 당뇨병, 뇌경색과 같은 중병으로 인해 신체 기능이 떨어졌을 때 병에 걸리기 이전의 건강 상태로 되돌리기 위한 재활치료도 3차 예방의학에 포함된다. 또 중병에 걸렸다 하더라도 다시 한번 자신의 몸을 잘 보살피고 관리해서 남은 인생을 더욱 의미 있게 보낼 수 있도록 만들어주는 지식과 행동 습관 역시 3차 예방의 한 부분이다. 그래서 이 책에서는 1차부터 3차 예방에 관한 모든 것을 빠짐없이 소개하려고 노력했다.

1장에서는 인생 100세 시대에 건강이라는 자산을 지키는 방법, 2장에서는 혈액검사 등 각종 건강검진에 대해 알아본다. 3장에서는 암과의 전쟁에서 승리하는 방법을 1차 예방, 2차 예방 두 가지 관점에서 살핀다. 이를 참고해 몸의 이상을 조기에 발견해 적절하게 대처하도록 하자.

4장은 건강에 이로운 음식과 해로운 음식 등 식습관에 관한 내용에 중점을 두었다. 5장은 과학적 데이터에 근거한 건강한 생활습관을 엄선해 소개한다. 6장은 정신 건강에 초점을 맞춰 건전한 정신을 유지하는 방법과 정신 건강의 이상 신호에 빠르게 대처하는 방법을 소개한다. 인생이 길어지면 즐거운 일도 많아지겠지만 그만큼 힘든 일도 많아지는 법이다. 인생 100세 시대의 우여곡절을 잘 이겨낼 수 있는 건강한 정신에 대해 미리 잘 알아두어야 한다.

마지막으로 7장은 3차 예방에 관한 내용으로, 병에 걸린 이후 병을 악화시키지 않는 대처법과 마음가짐에 관해 다루고 있다. 이 중에서 눈길이 끌리는 부분부터 읽어도 좋다. 읽은 후에는 잘 익혀서 당신의 건강을 꼼꼼하게 관리해나가길 바란다.

차례

| 들어가며 | 마흔을 넘기면 누구라도 병에 걸릴 수 있다 | 4 |
| 프롤로그 | 질병을 대하는 세 가지 관점 | 14 |

1장 인생 100세 시대의 건강 전략

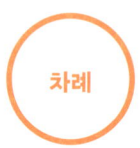

01	**건강이야말로 최대의 자산** 수명을 깎아 먹으면서까지 일하지 마라!	31
02	**당신의 헬스 리터러시는 몇 점인가?** 건강은 건강할 때 지켜야 한다	35
03	**건강한 백세를 향한 로드맵** 최소한의 건강 공부가 필요하다	39

2장 혈액, 소변, 장기가 보내는 신호를 놓치지 마라!

04	**꼭 알아야 할 혈압 기초 상식** 심근경색과 콩팥병을 부르는 고혈압	45
05	**세계적 분석으로 바뀐 고혈압의 기준** 최고 혈압은 120mmHg 이하로 유지하라	50
06	**당화혈색소는 5.6% 이하로 유지해야** 당뇨병만큼 위험한 당뇨병 예비군	53
07	**LDL 콜레스테롤 수치가 160mg/dL 이상이면** 심장질환 위험도가 2.6배 높아진다	56
08	**요산 수치는 7mg/dL 이하로 유지** 통풍과 요관 결석을 피하는 방법	63
09	**콩팥병을 조기에 발견하는 두 가지 포인트** 요단백과 GFR을 함께 검사하라	68
10	**심해지면 간암으로 발전하는 지방간** 숨은 지방간을 찾아라	72
11	**빈혈은 절대 가볍게 생각하면 안 되는 질환** 새어나가는 철분을 못 막으면 빈혈이 찾아온다	77
12	**자도 자도 만성피로가 계속된다면?** 가짜 우울증을 가려내는 세 가지 호르몬 수치	82
13	**미국에서는 권장하지 않는다** 일본에서만 실시하는 뇌 검사	87

3장 암의 예방·조기 발견에 도움이 되는 새로운 상식

14	**꼭 알아두어야 할 암 기초 지식** 세 가지로 분류되는 암	93
15	**예방 가능한 암 ① 위암** 헬리코박터균 검사가 예방의 열쇠다	98
16	**예방 가능한 암 ② 간암** 간염 바이러스 검사로 평생 안심	103
17	**예방 가능한 암 ③ 자궁경부암** 45세 전에 HPV 백신을 접종하자	107
18	**조기 발견이 가능한 암 ① 위암** 위내시경을 추천하는 두 가지 이유	112
19	**조기 발견이 가능한 암 ② 대장암** 대장내시경 검사는 10년에 한 번씩	116
20	**조기 발견이 가능한 암 ③ 유방암** 맘모그래피와 초음파 검사를 병행한다면	122
21	**조기 발견이 가능한 암 ④ 폐암** 사망률 1위인 폐암에 효과적인 세 가지 검사	127

22	조기 발견이 가능한 암 ⑤ 전립선암 꼭 알아야 할 PSA 검사의 양면성	131
23	예방과 조기 발견이 불가능한 암 ① 췌장암 '소리 없는 살인마'라 불리는 췌장암의 초기 증상	136
24	예방과 조기 발견이 불가능한 암 ② 식도암, 인두암 음주와 흡연을 하면 찾아오는 병	140
25	예방과 조기 발견이 불가능한 암 ③ 방광암 흡연자의 혈뇨는 방광암의 유력한 단서	143
26	절대 놓쳐선 안 되는 위험 신호 암의 공통된 세 가지 초기 증상	146
27	암 진단의 옵션 검사 종양표지자 검사는 무의미하다	150
28	X선 촬영을 너무 자주 하면 암에 걸린다? 숫자로 알아보는 방사선 피폭	153
29	암검진은 몇 살까지 받아야 할까? 75세를 기준으로 삼는 이유	157

4장 건강수명을 연장하는 최고의 식사법

30	**다이어트, 우울증, 당뇨병에 효과적** 지중해식 식단은 최강의 식사법	163
31	**효과는 좋으나 리바운드를 조심하라!** 저탄수화물 다이어트의 장단점	169
32	**술을 마시는 올바른 방법** 위험 음주가 아니라 적정 음주로	173
33	**과학적으로 증명된 몸에 해로운 식품** 발암물질이 함유된 햄, 베이컨, 소시지를 피하라	180
34	**고혈압과 체중 증가로 가는 지름길** 감자를 너무 많이 먹으면 수명이 짧아진다?	183
35	**해외에서는 이미 판매 금지** 더 이상 마가린을 먹어서는 안 된다	185
36	**당뇨병, 암, 고혈압의 위험을 낮춘다** 의외로 착한 음료, 커피와 홍차	188
37	**콜레스테롤을 조절하고 심장병을 예방하려면** 매일 녹차와 우롱차 마시기	191
38	**식도암에 걸릴 확률이 8배 높아진다** 뜨거운 차를 조심하라	194

39	마시면 안 되는 설탕 가득한 음료 캔커피와 에너지 음료가 몸을 망친다	197
40	혈압과 콜레스테롤 조절에 탁월한 오후 간식은 다크초콜릿과 견과류	200
41	외식이나 편의점 식사는 건강에 해롭다? 식품첨가물을 신경 쓰지 않아도 되는 이유	203
42	인공감미료에 관한 과학적 근거 설탕보다 인공감미료가 몸에 더 이롭다?	206
43	섭취량과 콜레스테롤에 주의! 달걀은 건강에 이로울까, 해로울까?	208
44	우유에 관한 불편한 진실 전립선암 위험도가 높은 사람은 우유를 주의해야	211
45	남성의 노화 현상을 막는다 전립선비대증 예방에 좋은 대두	213
46	우리 몸을 지키는 영양 보충제는 따로 있다 믿음직한 영양제, 오메가3 지방산과 엽산	217
47	수명을 늘리는 최고의 식습관 식사는 종합적으로 생각하라	220

5장 병에 걸리지 않는 과학적인 생활습관

48	**수명을 줄이는 폭식** 숨은 당뇨병인 '혈당 스파이크'를 주의하라	227
49	**검진은 필수, 관리는 생활** 우습게 봤다가 치명적 질환을 일으키는 잇몸병	231
50	**앉아 있는 시간이 길어질수록 수명이 짧아진다** 다리 떨기의 놀라운 효과	234
51	**40세 이후 운동을 하지 않으면 건강에 치명적** 목표는 빠른 걸음으로 하루 8,000보 걷기	239
52	**뚱뚱하지 않은데 콜레스테롤 수치가 높다면?** 유전되기 쉬운 이상지질혈증과 당뇨병	243
53	**잠은 부족해도 문제, 너무 많이 자도 문제** 이상적인 수면 시간은 하루 7시간	247
54	**귀가 잘 들리지 않고, 친구가 적은 사람이라면 주의!** 치매를 예방하는 12가지 방법	251

55	사우나는 정말 건강에 도움이 될까? 콩팥을 망가뜨리는 사우나의 두 얼굴	256
56	금연 성공의 비결 '담배도 질병이다'라고 생각 바꾸기	260
57	건강수명 줄이는 골다공증의 위험성 하면 할수록 대단한 햇볕 쬐기의 힘	265
58	많은 장점에 비해 잘 알려지지 않은 예방접종 고령자에게 도움 되는 예방접종 두 가지	270
59	일반인은 가볍게 지나가지만 임신부에겐 치명적인 기형의 위험을 품고 있는 풍진	275
60	비타민C와 항생제 남용 주의! 실력 없는 의사를 판별하는 두 가지 포인트	277
61	무언가를 꾸준히 지속하는 의지가 중요하다 좋은 생활습관을 유지하는 세 가지 비결	282

6장 나답게 살아가기 위한 정신 건강법

62	'나 혹시 우울증인가?'라는 생각이 든다면 자살을 막는 우울증 테스트의 진가	289
63	나의 정신 건강을 지키는 방법 ① 타책 사고와 무책 사고	294
64	나의 정신 건강을 지키는 방법 ② 공헌감을 의식적으로 강화하라	297
65	인생은 마라톤, 스트레스 관리가 필수 피로가 수명을 줄인다	299
66	리모트 워크 환경에서 스트레스받지 않는 방법 개개인의 업무 환경 차이 받아들이기	302
67	아픈 몸으로 꾸역꾸역 노력하는 건 가성비 최악 프리젠티즘에 주의하라	306
68	우울증, 혈압, 요통에 효과적인 마인드풀니스의 강력한 힘	308

7장 병에 걸린 이후의 예방의학

69	**마흔 이후에 꼭 필요한 마음가짐** 병에 걸릴 각오	315
70	**당뇨병과 콩팥병에 걸렸다면** 근감소성 비만을 조심하라	318
71	**콩팥 기능 저하라는 진단을 받으면?** 저염식을 유지하는 특급 비결	324
72	**무서운 통증의 대명사, 요관 결석이 생겼다면** 칼슘과 구연산을 철저히 챙겨라	329
73	**암이나 난치병에 걸렸다면** 병마에 맞서 함께 싸울 친구를 찾자	334
74	**병이 가르쳐준 교훈** 건강한 일상이야말로 축복	337

나가며	생의 끝자락에서 행복한 인생이었다고 말할 수 있는 사람이 많아지기를…	340
권말자료 1	연령대별 필수 검진·접종 항목	344
권말자료 2	40대 이후 바로 병원에 가야 하는 15가지 증상	346
권말자료 3	올바른 의료 정보를 골라내는 세 가지 비결	350

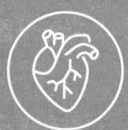

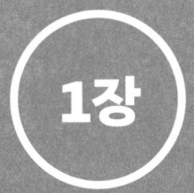

인생 100세 시대의 건강 전략

인간의 평균수명은 언젠가 100세를 넘을 거라는 말이 있다. 하지만 젊을 때 내 몸을 제대로 돌보지 않으면 40, 50대에 뜻하지 않은 병에 걸려 인생의 절반을 질병으로 고통받게 될지도 모른다. 마흔 이후에는 '건강'이야말로 최대의 자산이다.

01

건강이야말로 최대의 자산
수명을 깎아 먹으면서까지 일하지 마라!

    1960년대 일본인의 평균수명은 60~70세 정도였다. 정부에서 발표한 〈고령사회백서〉에서는 2065년 남성의 평균수명은 84.95세, 여성의 평균수명은 91.35세로 늘어날 거라 전망했다.[1]* 평균수명이 길어짐에 따라 정년을 75세로 연장한다는 조항도 포함되어 있어 이후의 근무 형태에도 큰 영향을 미칠 것으로 보인다.

    이런 상황에서 우리에게 필요한 것은 바로 '건강'에 대한 올바른 지식이다. 돈이나 시간이 아무리 많아도, 업무 능력이 아무리 뛰어

---

* 1960년대 한국인의 평균수명은 52세였으나 지금은 80세를 훌쩍 넘었다.

나도 건강하지 않으면 무용지물이다. 돈, 시간, 능력이 있어도 건강을 잃으면 원하는 대로 살 수 없기 때문이다.

앞으로 다가올 사회의 모습을 상상해보자. 당장 눈앞에 있는 일보다 70세, 80세까지 일할 수 있는 몸을 만드는 것이 무엇보다 중요하다.

수명을 깎아 먹으면서까지 일하고 있지 않은가

30, 40대 젊은 나이에는 당장 주어진 업무를 잘 처리하면 좋은 평가를 받을 수 있을지 모른다. 하지만 자기 몸을 혹사하면서까지 일하고 있지는 않은가? 그건 자기 수명을 깎아 먹으면서 회사에 봉사하고 있는 셈이다.

산업의로 일하다 보면 건강검진 결과에서 '고혈압, 추가적인 진찰이 필요함'이라는 진단이 나와도 일을 우선시하느라 병원에 가지 않는 30, 40대를 많이 본다.

"시간이 생기면 병원에 가보겠습니다."

"요즘은 일이 좀 바빠서…."

이런 식으로 지금 당장 별문제가 없다며 건강관리를 뒤로 미룬다. 그러다 보면 어느새 동맥경화(동맥의 벽이 두꺼워지거나 굳어 탄성을 잃어버리는 상태)가 진행되어 50세 이후에 갑자기 혈관이 막히거나 뇌경색이 발병하는 사람들이 생긴다. 심각한 경우 반신마비가 와서 남은 생을 병상에 누운 채 보내야 하는 사람도 있다.

회사는 당신의 건강을 지켜주지 않는다. '건강 경영'에 힘을 쏟으며 근로자의 건강을 생각하는 기업이 늘고 있지만, 결국 형식적인 수준에 그치는 경우가 더 많다. 내 건강은 나 스스로 지켜야 한다. 이 사실을 기억하며 젊을 때부터 건강을 챙기는 자세가 필요하다.

대부분의 중병은 무증상으로 시작된다

건강검진에서 이상이 있다고 진단받는 사람들의 대부분은 사실 무증상이다. 예를 들어 당뇨병 진단을 받아도 처음에는 증상이 나타나지 않는다. 하지만 적절한 치료를 받지 않고 방치하면 다양한 합병증을 유발한다. 초반에는 혈관이나 신경에 손상이 생기고 눈이 침침해진다. 이어 신경 손상으로 인한 손발 저림과 감각 상실이 나타난다. 그러다 마지막에는 심근경색이나 뇌경색 또는 투석이 필요한 상태까지 악화하기도 한다.

암도 마찬가지다. 평소 검진을 받지 않거나 증상이 있어도 그저 대수롭지 않게 여기는 사람이 적지 않다. 하지만 내버려두면 시간이 갈수록 암이 다른 부위로 전이되거나 크기가 커져 수술이 불가능한 상태가 된다. 그렇게 되면 부작용이 심한 항암제나 방사선치료에 의존할 수밖에 없다.

인간의 수명이 점점 길어지고 있는 지금과 같은 상황에서야말로 마흔 이후의 건강관리는 삶의 중요한 과제다. 특히 질병에 걸렸을 때 적극적으로 대처하지 않고 방관하면 돌이킬 수 없는 상황과 맞닥뜨릴 수 있다. 인생의 절반을 누워 지내거나 거동이 불편한 채 살아가야 할지도 모른다. 이것이 예방의학 지식을 통해 자신의 건강을 꾸준히 관리해야 하는 이유다.

02

당신의 헬스 리터러시는 몇 점인가?
건강은 건강할 때 지켜야 한다

'헬스 리터러시Health Literacy'라는 말을 들어본 적이 있는가? 이 용어는 건강과 의료 정보를 제대로 이해하고 판단해 선별할 수 있는 능력을 뜻한다. 의외로 일본인의 헬스 리터러시는 세계적으로 매우 낮은 수준*이라는 보고가 있다.

헬스 리터러시를 점수화하여 평가하는 설문지를 1,000명의 일본인에게 발송한 뒤 회수해 연구한 결과에 따르면, 유럽 8개국과 비

---

* 2020년 우리나라 성인 1,002명을 대상으로 한 조사에서 헬스 리터러시가 적정 수준인 사람은 29.1%이며 상당수가 건강 정보의 접근과 이해, 평가, 활용에 어려움을 겪는 것으로 나타났다.
(출처 : 한국보건사회연구원, 2021.11.22)

교했을 때 일본의 점수가 최하위로 나타났다.[2] 그뿐만 아니라 베트남, 말레이시아, 인도네시아 등 동남아시아의 여러 나라와 비교해도 일본인의 헬스 리터러시 수준이 낮다는 연구 결과[3]가 있다.

세계보건기구WHO의 통계에 따르면 싱가포르 국민의 평균수명은 일본보다 낮지만, 평균수명에서 건강수명을 뺀 수치는 일본보다 적다. 건강하지 못한 상태로 생활하는 기간 또한 세계에서 가장 짧다.[4] 왜 그럴까? 나는 이것이 싱가포르의 사회보장제도와 관련이 있다고 생각한다.

싱가포르에서는 개인 급여 중 일부가 노후 치료 자금을 목적으로 은행 계좌에 자동으로 입금되고 그 계좌에서 의료비가 지출된다. 싱가포르는 '내 일은 나 스스로 해결한다'라는 사회적 인식이 강한 나라다. 인식 덕분인지 개개인이 평소 병에 걸리지 않도록 스스로 건강에 관심을 기울이고 헬스 리터러시를 높이고자 노력한다. 이는 결국 건강수명의 연장으로 이어진다. 이러한 사고방식은 나이와 국적을 불문하고 많은 사람이 배워야 할 점이라고 생각한다.

한 나라의 의료 체계가 세계적으로 매우 훌륭하고 높은 수준이라 하더라도 개인의 헬스 리터러시가 정작 그 수준에 미치지 못할 수 있다는 사실은 많은 것을 시사한다. 나는 우수한 의료자원을 제대로 활용하지 못하는 지금 일본의 현실이 매우 안타깝다.

암검진을 피하는 건
어리석은 선택

　암검진만 하더라도 나라마다 차이가 크다. 미국은 국민의 약 80%가 암검진을 받는데, 일본은 약 40~50%만 받는다.[5]*

　2014년 한 여론조사에 따르면 암검진을 받지 않는 이유로 '시간이 없어서', '비용이 부담돼서'와 같은 응답이 상위를 차지했다. 하지만 사람들은 정말 필요하다고 생각하는 일이라면 어떻게 해서든 시간을 만든다. 그런 맥락에서 보면 암검진을 받지 않는 이유는 정말 시간이 없어서라기보다 '일부러 시간을 내고 싶지는 않다'가 더 정확하지 않을까?

　암검진 비용에 대해서도 오해가 있다. 나라마다 약간의 차이가 있지만, 일본에서 암검진을 하는 데 드는 비용은 보통 2,000엔(한화로 1만 9,000원 정도)을 넘지 않는다. 지자체에 따라 무료 쿠폰을 배부하는 지역도 있다. 결국 암검진 비용이 부담된다는 인식은 잘못된 것이다.

　저렴한 비용으로 사망률을 낮추는 데 확실한 도움이 되는 암검진을 받지 않는다는 것은 매우 위험하고 안타까운 선택이라 할 수 있

---

*　우리나라 국가 암검진 수검률은 2021년 55.1%다(국민건강보험 가입자 대상).
　(출처 : 국민건강보험공단, 2021년 국가암등록통계)

다. 나이가 들수록 '내 건강은 내가 지킨다'라는 마음으로 정기적으로 암검진을 받길 바란다. 더불어 스스로 올바른 의학 지식과 건강 정보를 선별하는 능력을 키워야 한다.

03

건강한 백세를 향한 로드맵
최소한의 건강 공부가 필요하다

　병원에서는 환자에게 어떤 약을 사용할지, 치료 방침을 어떻게 세울지에 관해 많은 시간을 할애한다. 그러다 보니 평소 가정에서 어떻게 생활해야 하는지 생활방식이나 주의점 등을 설명하는 경우가 많지 않다.

　"병원 진료가 필요하다고 해서 갔지만, 의사에게 도움이 되는 이야기는 별로 듣지 못했어요. 오히려 더 불안해지기만 했죠."

　"식사와 운동에 신경을 쓰라는 뻔한 이야기만 하더라고요."

　산업의로 일하다 보면 환자들로부터 이런 불만을 자주 듣는다.

의사는 기본적으로 병원에서 할 수 있는 일을 공부한다. 이를테면 대부분 병의 진단이나 약 처방 등과 관련한 내용이라 식사나 운동과 같은 예방의학적 지식을 공부할 기회가 별로 없다. 다시 말해 애초부터 식사나 운동 등에 대한 지식이 많지 않기 때문에 환자에게 도움이 될 만한 구체적인 조언을 할 수 없는 것이다.

현대 의학이 나날이 발전하는 만큼 의사 역시 새로운 약이나 치료법을 익히는 데 엄청난 노력이 필요하다. 그런 까닭에 핑계처럼 들릴지 몰라도 예방의학까지 관심을 가질 여력이 없다.

전 세계적으로 고령화가 진행되고 있음에도 일본을 비롯한 많은 나라에서 병에 걸리기 전의 건강 상태에 주목하는, 즉 예방의학적 접근이 충분히 이루어지지 못하고 있다.

"병원에 가도 딱히 해주는 건 없어요."

"그만한 가치를 못 느껴서 병원에 가지 않아요."

이렇게 생각하는 사람이 많은 것은 어찌 보면 당연하다.

마흔 이후 꼭 알아야 할
74가지 예방의학 지식과 습관

사람들은 보통 건강검진 결과가 나쁘거나 평소보다 몸 상태가 많이 좋지 않다고 느낄 때 비로소 건강을 걱정하기 시작한다. 그러나 마흔을 넘기면 누구라도 병에 걸릴 수 있다. 지금이라도 내 몸과 마음을 돌보고 생활습관을 점검해야 하는 이유다. 일하느라 바빠서 혹은 관심이 없어서 건강에 무심한 채 살았다면 이제는 달라져야 한다.

그렇다면 무엇부터 해야 할까? 건강을 위해 주의해야 할 사항이나 병을 예방하는 방법 등 건강에 관한 올바른 정보와 지식을 습득해야 한다. 건강검진에 많은 돈을 쓰거나 몸에 좋다는 고가의 식품을 섭취할 필요가 전혀 없다. 지금부터 74가지의 가성비 최고인 예방의학 지식을 소개할 생각이다. 하나씩 배우고 실천하면서 질병을 이기는 몸, 질병을 사전에 막는 몸을 만들어보자.

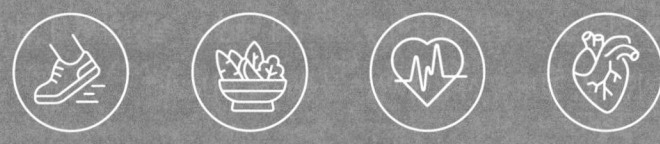

2장

혈액, 소변, 장기가
보내는 신호를
놓치지 마라!

매년 정기적으로 받는 건강검진의 데이터를 정확하게 이해하고 있는가? 그 안에 숨겨진 혈액, 소변, 장기가 보내는 신호를 놓쳐서는 안 된다. 각종 검사에서 꼭 알아두어야 할 포인트가 무엇인지 차근차근 알아보자.

04

꼭 알아야 할 혈압 기초 상식

심근경색과 콩팥병을 부르는 고혈압

일본인 중 거의 절반은 40세 이후 고혈압에 걸린다는 연구 결과가 있다.[1] 중년이 되면 너도나도 생기는 병이니 혈압이 높다는 진단을 받아도 대수롭지 않게 여기는 경향이 있는데, 절대 그렇지 않다. 고혈압인 사람은 시한폭탄을 안고 하루하루를 사는 것과 마찬가지다.

고혈압을 치료하지 않고 방치하면 혈관의 압력으로 인해 혈관벽이 손상되고 동맥경화가 진행된다. 심근경색, 뇌출혈, 대동맥 해리, 대동맥류 파열 등 생명을 위협하는 중대 질환에 걸릴 위험성이 높아지고, 콩팥 기능도 떨어진다. 이처럼 고혈압은 각종 심각한 질병을 초래하는 무서운 생활습관병이다. 그렇다면 '혈압이 높다'는 건 어떤 상태를 말하는 걸까?

중학교 과학 수업 중 전기에 관한 내용에서 배웠던 '옴의 법칙'을 기억하는가? '전압(V)=전류(I)×저항(R)'이라는 공식인데, 이 공식을 혈압에 적용하면 '혈압(V)=혈류량(I)×혈관의 저항(R)'이 된다.

'염분을 너무 많이 섭취하면 혈압이 높아진다'라는 말을 자주 들었을 것이다. 이는 염분에 함유된 나트륨 성분이 수분을 흡수하는 작용을 하기 때문이다. 혈액 내 나트륨 성분이 혈관 속으로 수분을 끌어당기기 때문에 '혈류량(I)'이 증가해 혈압이 높아지는 것이다. 또 당뇨병이나 이상지질혈증 등의 원인으로 동맥경화가 진행되면 혈관이 딱딱해지거나 좁아지면서 '혈관의 저항(R)'이 높아져 혈압이 상승하기도 한다.

40세부터는 한 달에 한 번 혈압 재기

그래서 중요한 것이 바로 혈압 측정이다. 일본에서는 목욕탕이나 온천 등의 시설에 구비된 혈압계로 혈압을 측정하는 사람들이 많은데, 이렇게 측정한 혈압은 사실 의미가 없다. 따뜻한 물에 들어가면 온몸의 혈관이 확장되기 때문이다. 혈관이 확장되면 '혈관의 저항(R)'이 약해지므로 혈압은 평상시 수치보다 내려간다. 목욕 후 혈압을 측정하면 평소보다 수치가 낮게 나오는데, 이 때문에 고혈압의 발견이 늦어지는 경우도 자주 발생한다.

이와 반대로 평상시 수치보다 혈압이 높게 나올 때도 있다. 바로 병원에서 측정하는 경우다. 병원에서 혈압을 잴 때 '하얀 가운을 입은 저 무뚝뚝해 보이는 의사가 나에게 뭔가 심각한 병이라고 말할 것만 같아'라는 불안한 생각이 들면서 혈압이 올라가기 때문이다. 병원은 사람을 불안하게 만드는 것들로 가득한 비일상적 공간이다. 평상시에는 혈압이 정상인데 병원에서 측정하면 일시적으로 혈압이 상승하는 경우를 '백의 고혈압White Coat Syndrome'이라고 한다. 이런 의학 용어가 존재할 정도로 흔한 증상이다.

그렇다고 백의 고혈압을 간과해선 안 된다. 백의 고혈압은 '장기적으로 심근경색 등의 위험성이 커질 가능성이 있다'라는 사실을 내포하고 있다.[2] 또 '만성 고혈압으로 진행될 위험성이 3배가량 높다'라는 연구 결과도 있어 주의가 필요하다.[3] 그러므로 백의 고혈압은 고혈압의 전조증상이라고 생각하는 게 좋다.

정확한 혈압을 측정하는 가장 좋은 방법은 목욕탕이나 병원이 아닌 집에서 측정하는 것이다. 혈압이 순간적으로 갑자기 높아져 생명에 위협을 가하는 일이 거의 없다. 대개 혈압으로 인한 건강 문

고혈압이 위험한 이유

정상 혈압

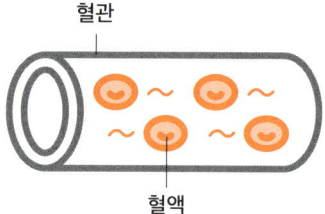

혈액의 흐름이 원활하다.

고혈압

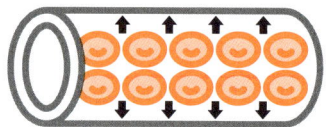

혈류량이 증가하면서 혈관에 가해지는 압력이 강해진다.

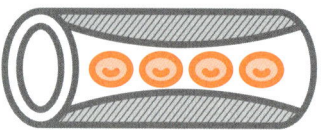

혈관벽이 두꺼워지고 딱딱해지면 혈액의 흐름이 나빠진다(동맥경화). 콩팥 기능의 저하나 뇌출혈로 이어질 위험성이 크다.

제는 만성적인 고혈압 상태가 계속됨으로써 혈관벽이 서서히 손상되면서 발생한다. 이런 이유로 몸과 마음이 편안한 상태인 집에서 혈압을 측정하고 확인하는 게 가장 좋다.

마흔 이후에는 한 달에 한 번 정도 혈압을 측정하는 습관을 들이자. 고혈압이 발견되면 초기에 빠르게 대처할 수 있을 뿐 아니라 건강에 대한 관심을 높이는 계기가 될 수 있다.

05

세계적 분석으로 바뀐 고혈압의 기준
최고 혈압은 120mmHg 이하로 유지하라

 의학 용어로 최고 혈압을 '수축기 혈압', 최저 혈압을 '이완기 혈압'이라고 한다. 수축기 혈압은 심장에서 온몸으로 혈액을 내보낼 때의 혈압, 이완기 혈압은 온몸에서 심장으로 혈액이 돌아올 때의 혈압을 말한다.

 나이가 들면 동맥이 점점 굳어지기 때문에 심장에서 온몸으로 혈액을 내보낼 때의 저항이 높아져 최고 혈압이 상승하게 된다. 동맥이 굳으면 혈관의 탄력도 줄어들어 온몸으로 내보내는 혈액의 양이 줄어든다. 그 결과 돌아오는 혈액의 양도 줄어들기 때문에 나이가 들수록 최저 혈압이 낮아지는 경향이 있다.

'최저 혈압을 올리는 것보다 최고 혈압을 떨어뜨리는 것이 심장 질환에 걸릴 위험도를 낮추는 효과가 크다'라는 연구 결과가 있다.[4] 즉 최저 혈압보다 최고 혈압이 더 중요하다고 생각하면 된다.

미국은 2017년에 고혈압의 정의를 아래 표와 같이 개정했다. 이는 'ACC(미국심장병학회)&AHA(미국심장학회) 2017 진단 기준'에 따른 것으로 설명은 다음과 같다.

- 혈압 120mmHg 이상 → 혈압이 다소 높은 편으로 생활습관 개선을 통해 혈압을 120mmHg 미만으로 낮춰야 한다.

고혈압의 기준

	최고 혈압 ▼		최저 혈압 ▼
정상 혈압	120mmHg 미만	그리고	80mmHg 미만
상승 혈압	120~129mmHg	그리고	80mmHg 미만
고혈압 1단계	130~139mmHg	또는	80~89mmHg
고혈압 2단계	140mmHg 이상	또는	90mmHg 이상

- 130mmHg 이상 → 고혈압이다. 운동과 식사 개선을 통해 혈압을 낮춰야 한다.
- 140mmHg 이상 → 약물치료가 필요하다.

예전에는 고혈압의 기준이 최고 혈압 140mmHg 이상이었지만, 지금은 130mmHg 이상으로 변경됐다. 변경하게 된 배경에는 다양한 연구 결과들이 있다. 2015년 미국심장학회는 'SPRINT Systolic Blood Pressure Intervention Trial'라는 임상시험 결과를 발표했다. 이는 미국과 푸에르토리코에서 약 1만 명의 고혈압 환자가 참여한 임상시험으로, '최고 혈압을 120mmHg 미만으로 낮추었더니 사망률과 심장병의 발생률이 낮아졌다'라는 결과가 나왔다.[5]

2016년에는 세계적 의학학술지 《란셋 Lancet》에 약 61만 명을 대상으로 진행한 연구 결과가 게재됐다. '최고 혈압이 130mmHg 미만이면 심부전, 신부전, 뇌졸중 등의 위험도가 낮아진다'라는 분석 결과였다.[6] 이 결과에 따라 2017년에 고혈압의 기준이 개정되었다.

고혈압을 치료하기 위해 약을 처방할지 안 할지는 의사의 판단에 따라 달라질 수 있다. 사실 약을 먹지 않고 혈압을 낮출 수 있다면 그보다 더 좋은 치료는 없다. 그러니 고혈압에 걸리기 전에 생활습관을 개선해 혈압을 낮추도록 노력하자. 혈압은 평소 최고 혈압 130mmHg 미만으로 유지해야 한다. 120mmHg 이하면 더 좋다.

06

당화혈색소는 5.6% 이하로 유지해야

당뇨병만큼 위험한 당뇨병 예비군

당화혈색소 HbA1c는 당뇨병 지표로, 2~3개월 동안의 '혈당 평균치'를 나타낸다. 혈당이 높은 상태가 계속되면 혈관이 손상되어 동맥 경화를 유발하고, 심근경색이나 뇌경색의 위험성이 커진다. 혈당 평균 수치가 꾸준히 높다면 혈관이 계속 손상되고 있다는 뜻이다.

단, 미리 알아야 할 것이 있다. 혈당 수치는 하루에도 변동 폭이 크게 나타난다. 가령 식사 후에는 혈당이 급격히 상승하고 공복에는 떨어진다. 따라서 식사 후나 공복에 잰 순간적인 혈당 수치와 HbA1c, 이 두 가지를 모두 확인해야 당뇨병을 조기 발견할 수 있다.

합병증을 한가득 몰고 다니는 당뇨병

당뇨병에 대해 잘못 알고 있는 사람들이 많다. 당뇨병의 본질은 소변으로 당분이 배출되는 병이 아니라 '혈관이 손상되는 병'이라는 사실이다. 이로 인해 다음과 같은 합병증을 유발한다.

- 안구의 모세혈관이 손상되면서 '당뇨성 망막병증'이라는 안과 질환이 발생한다. 그러면 눈이 침침해지거나 시야에 모기 같은 것이 보인다.
- 소변으로 빠져나가는 당분이 증가하면 수분을 포함한 소변량도 늘어난다. 그 결과 체내 수분이 부족해져 빈뇨 증상이나 심한 갈증을 느끼게 된다.
- 혈당 수치가 계속 높으면 인슐린 저항성이 생겨 혈액 속 당분을 에너지원으로 사용하는 데 문제가 생긴다. 당분을 에너지원으로 사용하지 못하면 근육이나 지방을 분해해 에너지로 사용하기 때문에 체중이 감소한다.
- 신경 장애로 인해 손발이 저리거나 백혈구가 제 능력을 다하지 못하면서 풍진 등에 걸릴 위험성이 커진다.

그런데 이 당뇨병이란 질환은 병이 어느 정도 진행되지 않으면 증상이 나타나지 않는다는 게 문제다. 또 발병 초기에는 약물만으로도 혈당 관리가 잘되다 보니 약만 챙겨 먹고 별다른 노력을 하지 않는 경우가 많다. 그 상태로 시간이 지나면 나도 모르는 사이에 몸속 혈관이나 신경이 망가지고, 각종 합병증에 시달리게 된다. 심한 경우 혈류가 통하지 않아 다리를 절단해야 하는 상황까지 발생한다. 그래서 당뇨병을 '조용한 암살자'라고 부른다.

당뇨병 진단에 HbA1c 검사는 필수적이다. 수치가 6.5%를 넘으면 당뇨병으로 진단받고, 5.7~6.4%면 '당뇨병 전단계'로 분류한다.

당뇨병 전단계의 불편한 진실

일본에는 당뇨병 전단계 환자가 약 1,000만 명이나 있다. 당뇨병 전단계라는 진단을 받으면 대개 '아직은 당뇨병이 아니니까 괜찮겠지'라고 안이하게 생각하는데, 그건 큰 착각이다. '당뇨병이 아닌 당뇨병 전단계에 포함되는 시점부터 심근경색이나 뇌경색에 걸릴 위험도가 높아진다'[7]라는 연구 결과가 있다.

당뇨병 전단계로 진단을 받으면 만성적으로 혈당이 높은 상태이므로 동맥경화가 진행되고 있을 가능성이 있다. HbA1c 수치가 5.7%를 넘었다면 빨리 식습관과 생활습관을 개선하도록 노력해야 한다.

07

LDL 콜레스테롤 수치가 160mg/dL 이상이면

심장질환 위험도가 2.6배 높아진다

건강검진에서 측정하는 콜레스테롤과 중성지방의 기준치는 다음 세 가지다.

- LDL(나쁜) 콜레스테롤 : 140mg/dL 미만
- HDL(좋은) 콜레스테롤 : 40mg/dL 이상
- 트라이글리세라이드(중성지방) : 140mg/dL 미만

LDL 콜레스테롤(저밀도 콜레스테롤, 이하 LDL)은 '나쁜 콜레스테롤'

이라는 이름으로 미디어에 등장하면서 유명해졌다. 하지만 LDL은 우리 몸에 필수적인 존재다.

간에서 만들어지는 콜레스테롤은 호르몬의 원료가 되고, 세포에 필요한 세포막을 만드는 데에도 꼭 필요하다. LDL은 이러한 콜레스테롤을 온몸으로 운반하는 역할을 한다. 다만 지나치게 많을 때 우리 몸에 나쁜 영향을 끼친다. 너무 많아 불필요해진 LDL은 점점 혈관벽에 쌓이고, 결국 혈관을 막아 심근경색이나 뇌경색을 일으키는 원인이 된다. 다리 혈관에 혈전이 쌓이면 다리를 절단해야 하는 급성 동맥폐색증의 위험성도 커진다.

'좋은 콜레스테롤'이라 불리는 HDL 콜레스테롤(고밀도 콜레스테롤, 이하 HDL)은 혈관벽에 쌓인 불필요한 콜레스테롤을 수거한다. '혈관 청소부' 역할을 하는 HDL이 부족하면 혈관을 청소하는 능력이 떨어지면서 여러 부작용이 나타날 수 있다.

9,000명의 일본인을 대상으로 한 연구에서도 'HDL이 40mg/dL 미만인 사람은 그렇지 않은 사람보다 심근경색에 걸릴 위험이 약 2.5배 높아진다'라는 결과가 나타났다.[8] 이러한 이유로 LDL은 나쁜 콜레스테롤, HDL은 좋은 콜레스테롤이라고 불린다.

참고로 예전에는 콜레스테롤 수치에 이상이 있는 경우 '고지혈증'이라는 용어를 사용했다. 그런데 2007년, HDL이 낮은 경우에도 문제가 생기므로 고지혈증이라는 명칭은 정확하지 않다는 이유에서 '이상지질혈증'이라는 명칭을 사용하도록 개정했다.

일반적으로 LDL 기준치는 140mg/dL 미만이지만, 당뇨병이나 콩팥병이 있는 환자의 경우 혈관이 막히기 쉬우므로 LDL 수치를 120mg/dL 미만으로 유지하는 게 좋다.

혈관 위험도를 종합적으로 판단하는 스이타 점수

사람마다 개인차가 있는 만큼 혈관 위험도를 더 간편하게 판단하기 위해 일본 오사카 스이타 시에서 행해진 연구를 기반으로 '스이타 점수'라는 판단 기준이 만들어졌다.[9]

우리 몸속 혈관이 막히게 될 위험은 단지 콜레스테롤뿐 아니라 고혈압, 유전 등 다양한 요소가 복합적으로 작용한다. 이를 반영한 스이타 점수 계산표에 따라 환자 나이, LDL 수치, 혈압 수치 등에 해당하는 점수를 더하면 이후 10년 안에 심근경색이나 뇌경색 등이 일어날 가능성이 어느 정도인지 예상할 수 있다. 이 점수에 맞춰 적절한 약 처방을 받으면 질병을 예방하는 데 효과적이다.

예를 들어 스이타 점수 계산표의 항목 중에 흡연이 있다. 평소 비흡연자라면 0점, 흡연자라면 5점의 점수를 가산한다. 만약 LDL 수치가 높은 흡연자가 스이타 점수를 통해 '투약 필요성이 있다'라는 결과가 나왔다고 가정해보자. 이 경우 검사자가 담배를 끊고 금연을 시작한다면 점수가 5점 낮아져 점수상으로 약물을 복용하지 않아도 되는 선택이 가능해진다.

스이타 점수 계산표

위험도	변수		점수
① 연령	35~44		30
	45~54		38
	55~64		45
	65~69		51
	70 이상		53
② 성별	남성		0
	여성		-7
③ 흡연	비흡연		0
	흡연		5
④ 혈압 (mmHg)	적정 혈압	< 120 또한 < 80	-7
	정상 혈압	120~129 또한/또는 80~84	0
	높은 정상 혈압	130~139 또한/또는 85~89	0
	고혈압 1단계	140~159 또한/또는 90~99	4
	고혈압 2단계	160~179 또한/또는 100~109	6

⑤ HDL-C (mg/dL)	< 40	0
	40~59	-5
	≥ 60	-6
⑥ LDL-C (mg/dL)	< 100	0
	100~139	5
	140~159	7
	160~179	10
	≥ 180	11
⑦ 내당능 장애*	없음	0
	있음	5
⑧ 급성 관상 동맥증후군 가족력**	없음	0
	있음	5
①~⑧ 점수의 합계		점

스이타 점수 합계	10년 내 관상동맥질환에 걸릴 위험도 예측	분류
40 이하	2% 미만	저위험도
41~55	2~9% 미만	중위험도
56 이상	9% 이상	고위험도

★   당뇨병 전단계 또는 당뇨병 진단을 받았는지 여부
★★ 직계가족(부모, 형제, 자녀) 중 남성은 55세 미만, 여성은 65세 미만에 관상동맥질환(심근경색 등)을 진단받은 사람이 있는지 여부

높은 수치가 보내는 위험 신호

 간혹 콜레스테롤 치료제를 복용하면 간수치가 높아지거나 근육통, 근육 손상 등의 부작용이 생기지 않을까 걱정하는 사람들이 있다. 실제 약물치료가 꼭 필요한 경우가 아니라면 복용하지 않는 것이 좋다. 일본 동맥경화학회에서 만든 '콜레리스군'이라는 애플리케이션에 자신의 건강검진 데이터를 입력하면 앞으로 자신이 심근경색 등의 질환에 걸릴 위험도가 어느 정도인지 알 수 있다. 한번 확인해보는 것을 추천한다.

 콜레스테롤 수치가 더 높아지지 않으려면 금연하고 표준 체중을 유지해야 한다. 고기 비계, 유제품, 달걀노른자의 섭취는 줄이고 어류, 대두 제품, 채소, 과일, 해조류의 섭취는 늘리는 게 좋다. 또 소금은 하루 6g 이하로, 알코올은 하루 25g 이하로 섭취한다.

 그렇다면 구체적으로 콜레스테롤 수치가 어느 정도 될 때 병원에 가야 할까? LDL 기준치인 140mg/dL를 넘으면 병원에 가야 한다는 의견도 있지만, 그 정도 수치라면 병원에 가도 약 처방 없이 평소 식사와 운동에 주의하라는 조언만 들을 가능성이 높다.

 콜레스테롤 수치가 높은 4만 7,000명의 일본인을 대상으로 건강 위험도를 조사한 연구 결과에 따르면, LDL 수치가 160mg/dL를 넘으면 심근경색 등의 심장질환에 걸릴 위험도가 2.6배, 180mg/

dL를 넘으면 5.7배 높아진다.[10] 그래서 나는 환자들에게 LDL 수치가 160mg/dL를 넘으면 가능한 한 진찰을 받아보길 추천하고, 180mg/dL를 넘으면 반드시 진찰받길 권고한다.

중성지방에도 주의를 기울일 필요가 있다. 중성지방 수치가 높으면 급성 췌장염에 걸릴 위험도가 커지기 때문이다. 급성 췌장염은 배와 등 쪽에 극심한 통증을 유발하고 생명을 위협할 정도로 무서운 질환이다. 중성지방은 분해가 되면 칼슘과 달라붙는 성질이 있는데, 체내에 너무 많아지면 분해된 중성지방이 칼슘과 과도하게 결합해 췌장의 모세혈관을 막아버리기 때문에 급성 췌장염에 걸리기 쉽다.[11]

중성지방 수치가 500mg/dL를 넘으면 급성 췌장염의 위험성이 높아진다는 연구 결과가 있다.[12] 중성지방 수치가 300mg/dL를 넘으면 심장질환 발생률이 약 2배 높아진다는 논문도 있다.[13] 중성지방 수치가 500mg/dL를 넘으면 반드시 병원 진찰이 필요하며, 300mg/dL 정도의 단계에서도 가능하다면 진찰을 받아보는 게 좋다.

결론을 요약하자면 LDL 수치가 160mg/dL, 중성지방 수치가 300mg/dL라면 요주의, LDL 수치가 180mg/dL, 중성지방 수치가 500mg/dL라면 반드시 검진이 필요하다. 나의 건강검진 결과지를 펼쳐 문제가 생길 위험성은 없는지 당장 점검해보길 바란다.

08

요산 수치는 7mg/dL 이하로 유지
통풍과 요관 결석을 피하는 방법

일본에는 요산 수치가 높은 고요산혈증 환자가 1,000만 명 이상인 것으로 알려져 있다. '요산'은 세포 속에 포함된 푸린체(단백질의 일종)가 대사하면서 발생하는 물질이다.

요산이 우리 몸에 나쁜 영향을 미친다는 사실을 알려주는 두 가지 신호가 있다. 첫 번째 신호는 바로 통풍이다.* 신체에서 과도하게 발생한 요산은 체내 관절 속에 쌓여 결정화되는데, 우리 몸에서

---

* 우리나라 통풍 환자 수는 50만 8,397명이며, 그중 40대 남성 환자는 11만 6,357명으로 전체의 22.9%를 차지한다.
(출처 : 국민건강보험공단, 2022년 국내 통풍 환자 진료 인원)

경찰 역할을 하는 백혈구가 요산의 결정체를 이물질로 착각해 총공격을 퍼붓는다. 이 과정에서 발생한 염증으로 인해 엄지발가락이나 무릎 등의 관절이 빨갛게 부어오르는 것을 '통풍 발작'이라고 한다. 발작 후에는 '통풍 결절'이라는 혹이 생기기도 한다. 이 혹으로 인해 뼈가 변형되거나 녹을 수 있어 각별한 주의가 필요하다.

두 번째 신호는 요관 결석이다. 요산 수치가 높으면 말 그대로 소변이 산성화되어 요산이 잘 녹지 않는다. 이로 인해 만들어진 결석이 요관을 막으면 참을 수 없는 극심한 통증이 발생한다.

고혈압과 당뇨병에 걸릴 위험성을 키운다

통풍과 요관 결석이 발생했다면 이미 여러 장기에 걸쳐 요산이 악영향을 미치고 있을 가능성이 있다. 우선 요산 수치가 높으면 고혈압, 당뇨병과 같은 생활습관병에 걸릴 위험성이 커진다. 세포 내 요산이 동맥경화를 일으키는 활성산소를 생산하는 데 관여하기 때문이다. 게다가 콩팥에 요산이 쌓여 염증과 결석을 유발하는 콩팥 결석이 발생하면 콩팥 기능은 더욱 떨어진다.

최근에는 혈액 내 요산 농도가 과도하게 높은 고요산혈증이라 하더라도 증상이 없으면 약물치료를 하지 않아도 된다는 의견이 있다.[14] 장기적으로 합병증을 유발하는 요인은 요산의 결정화 때문이지, 단순히 요산 수치가 높기 때문은 아니라는 이유에서다. 하지만 요산 수치가 높다면 통풍이나 요관 결석이 발생할 위험이 커지므로 생활습관 개선은 꼭 필요하다.

통풍 발작 위험은 수치에 따라 다르다. 요산 수치가 7mg/dL대인 사람의 5년간 통풍 발생률은 2%이지만 9mg/dL대는 20%, 10mg/dL 이상은 30%라는 연구 결과가 있다.[15]

통풍과 요관 결석은 우리 몸에서 보내는 마지막 경고라 할 수 있다. 이를 무시하면 심근경색이나 신부전이 발생할 위험이 있으므로 발작 증상이 나타나면 빨리 치료해야 한다. 해외 논문에도 '통풍 발작이 연 2회 이상 발생하거나 요관 결석이 생기면 약물을 복용해 요산 수치를 낮춰야 한다'라고 명시되어 있다.[16]

요산 수치가 높으면 기본적으로 많은 부작용이 발생한다. '요산 수치가 높으면 폐암에 걸릴 확률이 낮아진다'[17]라는 이야기도 있지만, 그 외의 단점이 너무 많다. 하루라도 빨리 요산 수치를 낮추는 게 현명한 선택이다. 평소 요산 수치는 7mg/dL 이하로 유지하자.

푸린 함량이 높은 식품을 찾아보고 되도록 섭취하지 않는 것도 좋은 방법이다. 대표적으로 맥주를 예로 들 수 있다. 물론 맥주뿐 아니라 알코올이 포함된 술에는 거의 푸린이 많이 포함되어 있다.

푸린체가 함유된 식품

※ 100g당 함유량

많음 ↑

매우 많음 (300mg 이상)

닭 간, 말린 정어리, 벤자리 흰 살, 아귀 간(술찜)

많음 (200~300mg)

돼지 간, 소 간, 가다랑어, 정어리, 대하, 말린 꽁치

적음 (50~100mg)

장어, 빙어, 돼지 등심, 삼겹살, 소 등심, 우설, 양고기, 본레스햄(돼지고기로 만든 소시지), 햄, 베이컨, 골뱅이, 시금치, 콜리플라워

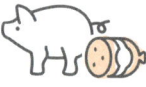

↓ 적음

매우 적음 (50mg 이하)

절인 소고기, 어묵, 굽거나 튀긴 어묵, 청어알, 연어알, 두부, 우유, 치즈, 버터, 달걀, 옥수수, 감자, 고구마, 쌀, 빵, 우동, 메밀국수, 과일, 양배추, 토마토, 당근, 무, 배추, 해조류

출처 : 《고요산혈증·통풍의 치료 가이드라인》

무알코올 음료를 마시면 푸린 섭취를 줄일 수 있다. 또 술 중에서 와인은 요산 수치를 많이 높이지 않는다는 연구 결과가 있다.[18] 식품 중에는 간, 육류, 생선 등에 푸린이 많이 함유되어 있으므로 적절한 섭취가 필요하다. 푸린의 하루 섭취량은 400mg을 초과하지 않는 것이 좋다.[19]

  체중 감량 역시 요산 수치를 낮추는 데 도움이 되는 것으로 알려져 있다. 또 커피, 유제품, 비타민C가 요산 수치를 낮추는 데 효과가 있다는 연구 결과가 있다. 건강을 위해 좋은 음식을 섭취해야 한다는 사실은 아무리 강조해도 지나치지 않다.[20~22]

09

콩팥병을 조기에 발견하는 두 가지 포인트

요단백과 GFR을 함께 검사하라

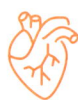

    콩팥병은 나도 모르는 사이에 콩팥의 기능이 저하되는 병이다. 콩팥이 본래의 기능을 제대로 할 수 없게 되면 인공 투석을 받아야 하기 때문에 삶의 질이 급격히 떨어진다. 콩팥 기능이 나빠지면 부종, 권태감, 호흡곤란 등의 증상이 발생한다. 이러한 증상이 나타나 병원을 찾을 때는 이미 병이 상당히 진행된 경우가 많다.

    콩팥병을 조기에 발견하려면 소변검사가 필수다. 콩팥은 우리 몸에 꼭 필요한 성분은 남기고 불필요한 물질을 소변으로 배출하는 여과 기능을 담당한다. 그런데 콩팥에 질환이 생기면 노폐물과

독소를 걸러주는 필터의 정확도가 떨어져 배출하지 말아야 할 단백질까지 소변에 섞여 배출된다. 그래서 소변으로 배출된 단백질을 검사하는 '요단백 검사'를 하면 콩팥병을 조기에 발견할 수 있다.

요단백 검사는 건강검진 항목에 포함되어 있어 검사를 받아본 사람이 많을 것이다. 하지만 '양성' 혹은 '음성'으로 표기되는 검진 결과만으로 현재 자신의 상태가 어떤지 자세히 알기 어렵다. 그래서 양성이라는 결과가 나와도 치료하지 않고 그냥 넘겨버리는 사람이 적지 않다. 그런가 하면 운동 직후나 단백질을 많이 섭취한 후에는 실제로 몸에 이상이 없는데도 검사 결과에서 양성이 나오는 경우가 있다. 이런 경우 한 번의 소변검사만으로 판단하지 말고 재검사를 통해 이상 여부를 정확히 확인하는 것이 바람직하다.

요단백은 +1이라도 꼭 재검사할 것

요단백 검사 결과는 '-, ±, +1, +2, +3'과 같이 5개의 패턴으로 나온다.* 그중 +1, +2, +3으로 검사 결과가 나오면 꼭 재검사를 받는 게 좋다. 검사 결과가 +1이면 재검사에서 정상이 나오는 경우도 많지만, +3이면 단백질이 소변으로 이미 배출되고 있다는 뜻이다. 다

* 우리나라 국가건강검진에서 요단백 검사 결과는 수치가 아니라 음성과 양성으로 표기한다.

량의 단백질이 소변으로 새어나오는 '네프로제증후군(신증후군)'일 가능성도 있다. 따라서 조금이라도 의심되는 증상이 나타난다면 반드시 재검사를 받아야 한다.

집에서 간단하게 요단백 검사를 할 수 있는 소변검사 키트를 주변에서 쉽게 구매할 수 있다. 병원에 가기 번거롭다면 키트를 이용해 재검사를 하길 추천한다.

건강검진 항목에는 포함되어 있지 않지만, 혈액검사를 통해 크레아티닌 수치를 확인해보는 방법도 권한다. '크레아티닌'은 운동 후 근육에서 발생하는 노폐물을 말한다. 콩팥 기능이 약해지면 크레아티닌을 소변으로 배출하는 기능도 떨어진다. 그러면 체내에 크레아티닌이 축적되어 혈액검사에서 높은 수치가 나온다.

그런데 크레아티닌 수치는 개인차가 크다는 문제점이 있다. 원래 근육량이나 운동량에 따라 운동 후 노폐물의 양은 달라진다. 예를 들어 20대 남성 럭비선수와 50대 일반 여성을 비교하면 둘 다 콩팥 기능이 정상이라 해도 크레아티닌 수치는 럭비선수가 더 높게 나올 수 있다. 이러한 문제는 크레아티닌을 나이와 성별에 따라 조정한 사구체여과율GFR 수치로 변환해 해결할 수 있다. 이 수치가 45mL/min을 넘으면 콩팥 기능에 문제가 있는 것으로 의심한다.

'콩팥병 환자 중 30~40%는 요단백 수치가 정상'이라는 연구 결과도 있다.[23] 그러니 요단백 검사와 함께 GFR 검사를 병행해 크레아티닌 수치까지 확인하는 협동 공격 작전을 쓴다면 콩팥병이라는 적을 이길 수 있다.

고혈압과 당뇨병이 있는 사람은 고위험

콩팥 기능이 떨어지는 원인 중 대부분은 고혈압이나 당뇨병과 같은 생활습관병 때문이다. 고혈압 상태가 계속되면 콩팥의 혈관벽이 지속해서 강한 압력을 받아 동맥경화가 진행된다. 그러면 콩팥에 충분한 혈액이 공급되지 않는다.

당뇨병으로 인해 높은 혈당 수치가 장기간 이어지면 콩팥의 혈관도 손상을 입는다. 그 결과 '당뇨병성 콩팥병'이라는 질환이 발생한다. 이 질환은 인공 투석이 필요한 콩팥병의 원인 중 40%를 차지한다고 알려져 있다. 또 콩팥 내부의 모세혈관들이 실타래처럼 뭉쳐진 사구체에 염증이 생기면 '사구체신염'이라는 질환이 발생해 콩팥 기능이 급격하게 떨어진다.

'인체의 정수기'라고 불리는 콩팥은 한 번 망가지면 회복이 어려운 장기다. 그래서 고혈압이나 당뇨병 환자들은 콩팥이 손상되지 않도록 각별히 신경 써야 한다. 자신이 고위험군에 속해 있다면 GFR 검사까지 받아 이상이 없는지 반드시 확인해야 한다.

10

심해지면 간암으로 발전하는 지방간
숨은 지방간을 찾아라

환자들과 상담할 때 자주 듣는 이야기가 있다. 건강검진 결과지에 'AST 수치 높음. 정밀 검사 필요'라는 문구가 있는데, 그게 무슨 의미인지 잘 몰라 병원에 가지 않았다는 말이다.

'AST$^{\text{Aspartate Aminotransferase, GOT}}$'와 'ALT$^{\text{Alanine Aminotransferase, GPT}}$'는 간세포에 포함된 효소를 말한다. 간에 어떤 이상이 발생해 간세포가 손상되면 이 효소들이 외부로 유출되어 체내 각종 수치가 상승한다.

AST는 간뿐만 아니라 심장이나 골격근에도 존재하기 때문에 간에 이상이 없어도 근육 운동 후 근육세포가 손상되면 수치가 높아지는 경우가 있다. 이에 비해 ALT는 간세포 안에만 존재하는 효소이므로 이 수치가 높으면 간에 어떤 문제가 생겼다는 뜻이다.

간 건강과 관련해 중요한 것은 지방간의 유무다. 흔히 '지방간'이라고 하면 비만과 관련이 있다고 생각하기 쉽지만, 지방간은 생각보다 훨씬 무서운 질병이다. 지방간을 치료하지 않고 내버려두면 지방간염으로 진행되는데, 지방간염은 간 내의 지방이 염증을 일으키는 상태로 간을 섬유화시키는 특징이 있다. '섬유화'란 상처가 났다가 아물기를 반복하면 흉터가 생기는 것처럼 반복된 염증으로 인해 간의 정상 세포가 계속 손상되어 제 기능을 하지 못하는 비정

지방간이 간암으로 진행하는 과정

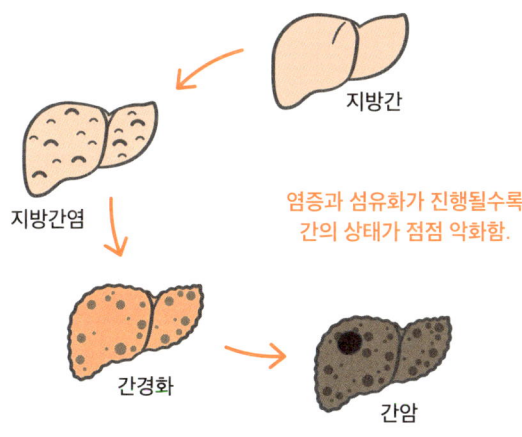

상적인 세포로 바뀌는 것을 의미한다.

 간이 딱딱하게 굳는 섬유화가 한 번 진행되면 결코 그 이전으로 되돌릴 수 없다. 더 큰 문제는 섬유화된 부분이 간경변증이나 간암으로 진행될 가능성이 높다는 사실이다. 또 지방간이 간 섬유화뿐 아니라 대장암이나 유방암에 걸릴 확률도 높인다는 논문이 발표되었다.[24, 25] 흔하다는 이유로 간과하지 말자. 지방간이라는 검사 결과가 나왔다면 하루빨리 적절한 치료를 시작해야 한다.

평생 술을 입에 대지도 않았는데 지방간?

 사람들 사이에서 '지방간=술을 많이 마시면 생기는 병'이라는 인식이 강하다. 하지만 술을 마시지 않는 사람도 지방간이 생길 수 있다. 요즘 특히 문제가 되는 것이 알코올 외의 원인으로 인한 지방간, 즉 '비알코올성 지방간질환NAFLD'이다. 이 질환으로 병원을 찾는 일본 내 환자 수는 약 1,000만 명으로 추정되며, 전 세계적으로도 환자가 급증하고 있다.

 비알코올성 지방간이 생기는 가장 큰 원인은 고혈압이나 당뇨병 등의 생활습관병 때문이다. 그래서 비알코올성 지방간을 치료하지 않고 방치하면 비알코올성 지방간염NASH으로 진행될 수 있다.

또 AST나 ALT 수치가 높지 않아도 지방간이 될 수 있다는 점에 주의해야 한다. 지방간이 있다고 무조건 간세포가 손상되었다고 볼 수 없는 것처럼 수치상으로는 정상이지만 지방간이 숨어 있는 경우도 있다. 'ALT 수치가 높고 비알코올성 지방간이 있는 사람보다 ALT 수치는 정상이지만 비알코올성 지방간이 있는 사람이 약 2배 많다'라는 연구 결과도 있다.[26]

지방간 예방, 답은 BMI에 있다

숨은 지방간을 발견하는 중요한 포인트는 바로 'BMI^{Body Mass Index}(신체질량지수)'다. 남성 은행원들을 대상으로 한 연구에서 'BMI 수치가 높은 사람(25 이상이면 비만)과 AST나 ALT 수치가 높은 사람 중 BMI가 높은 사람이 지방간이 생길 확률이 높다'라는 결과가 나왔다.[27] 결론적으로 간수치가 높은 상태, 또는 간수치가 정상이어도 BMI 지수가 높은 경우 지방간일 확률이 높다고 말할 수 있다. 한편 BMI가 정상이더라도 뱃살이 찐 복부비만이라면 역시 지방간일 확률이 높다.

지방간인지 아닌지 정확히 알기 위해서는 복부 초음파 검사가 필요하다. 만약 지방간이라면 초음파 검사 기계로 봤을 때 해당 부위가 반짝반짝 빛나는 것처럼 보이는데, 이를 의학 용어로 '브라이트 리버Bright Liver'라고 한다.

  그렇다면 검사 결과 지방간이 있는 것으로 나왔다면 어떻게 해야 할까? 술을 줄여야 한다. 그리고 또 다른 원인인 비만을 해결하기 위해 적절한 운동과 식이요법을 병행해야 한다. 특히 달콤한 음료나 과당 섭취를 반드시 줄여야 한다. 식사와 운동에 관한 자세한 처방은 4장과 5장에 서술했으니 참고하자.

11

빈혈은 절대 가볍게 생각하면 안 되는 질환
새어나가는 철분을 못 막으면 빈혈이 찾아온다

의학적으로 빈혈은 어떤 상태를 가리키는 걸까? 빈혈은 헤모글로빈Hb이라는 혈액검사 항목의 수치만으로도 쉽게 판단할 수 있다. 헤모글로빈은 온몸으로 산소를 운반하는 역할을 하는 매우 중요한 성분으로, '헴Heme'이라는 철분과 '글로빈Globin'이라는 단백질로 구성되어 있다. 사람의 몸속에는 약 25조 개의 적혈구가 있는데 이 적혈구 속에 헤모글로빈이 들어 있다.

WHO는 헤모글로빈 수치를 기준으로 남성은 13.0g/dL, 여성은 12.0g/dL, 임산부와 고령자는 11.0g/dL 미만인 경우를 빈혈로 정의하고 있다. 설령 수치가 기준보다 조금 낮다 하더라도 증상이 없다면 시간을 두고 경과를 지켜봐도 좋다. 다만 어떤 경우라도 헤모글로빈 수치가 10.0g/dL 미만으로 떨어진다면 반드시 병원을 찾아 진찰을 받아야 한다.

빈혈의 원인은 다양하지만, 가장 큰 원인은 철분 부족으로 인한 '철 결핍성 빈혈'이다. 주요 증상은 다음과 같다.

- 피로감, 무기력증, 호흡곤란
- 덥지 않은데 얼음이 먹고 싶어지는 빙섭취증 Pagophagia
- 손톱 중앙이 숟가락처럼 오목하게 들어간 형태로 변하는 스푼형 손톱

의사는 진찰 중인 환자에게 이러한 증상이 보이면 먼저 빈혈을 의심한다. 건강검진에서 빈혈이라는 결과가 나와도 여성 환자 중에는 '여자들은 대부분 빈혈기가 있으니 괜찮다'라고 생각하는 사람들이 있다. 하지만 이는 정말 잘못된 생각이다.

과다 월경은 비정상적인 증상

철분 부족의 가장 큰 원인은 바로 '출혈'이다. 여성에게 빈혈 증상이 많이 나타나는 이유는 생리 시 출혈량이 증가하기 때문이다. 이러한 상태를 의학 용어로 '과다 월경Hypermenorrhoe'이라고 한다. 다음과 같은 증상이 나타난다면 과다 월경일 가능성이 높다.[28]

- 생리 기간 중 생리대에 3cm 정도 크기의 생리혈 덩어리가 묻어 나온다.
- 1시간 간격으로 생리대나 탐폰을 교환하거나, 밤에 잠을 자다가도 일어나 생리대를 교체해야 할 정도로 출혈량이 많다.

과다 월경을 일으키는 원인 중에는 무서운 질환이 숨어 있는 경우가 있다. 그중 가장 대표적인 질환이 자궁근종이다. 자궁근종은 자궁 근육 내에 생기는 종양을 말한다. 종양 자체는 양성이므로 암은 아니지만, 자궁을 압박하고 자궁 안쪽 벽인 자궁내막을 두껍게 만든다. 생리는 자궁내막이 떨어져 나가면서 출혈이 발생하는 현상이므로 자궁내막이 두꺼워지면 그만큼 출혈량도 증가하게 된다.

자궁근종은 에스트로겐이라는 여성호르몬의 영향을 받아 커지기 때문에 치료하지 않고 내버려두면 완경이 될 때까지 계속 커지기도 한다. 자궁근종의 크기가 작으면 복강경 수술로 적출할 수 있어 수술 통증과 흉터를 최소한으로 줄일 수 있다. 하지만 자궁근종의 크기가 크면 복부를 개복해서 수술하는 방법밖에 없다. 이때 수술 전에 약물로 자궁근종의 크기를 줄이기도 한다.

빈혈이 생기는 또 다른 원인으로 자궁내막증, 자궁선근증(비정상적으로 존재하는 자궁내막 조직으로 인해 자궁이 커지는 질환), 폴립Polyp(용종)과 같은 질환이 있다. 평소 빈혈이나 심한 생리통이 있다면 이런 질환의 연관 가능성을 염두에 두고 꼭 병원을 찾아 검사를 받는 것이 좋다.

남성의 빈혈은 위암이나 대장암일 수 있다

그렇다면 남성의 경우는 어떨까? 남성의 빈혈은 대부분 몸 어딘가에 이상이 있다는 신호이므로 절대 그냥 넘겨서는 안 된다.

남성이 철 결핍성 빈혈이라는 진단을 받았다면 우선 위내시경과 대장내시경 검사를 해야 한다. 남성에게 빈혈이 나타나는 원인 중에는 위암이나 대장암으로 인한 출혈이 많기 때문이다. 암으로 인한 위장관 출혈로 인해 헤모글로빈 수치가 저하되면서 건강검진 결과에 빈혈로 나타나는 경우가 있다.

암 외에도 위궤양이나 십이지장궤양일 가능성이 있으므로 빈혈 진단을 받았다면 절대 그냥 넘겨선 안 된다. 특히 헤모글로빈 수치가 10g/dL 미만이라면 남녀를 불문하고 반드시 병원을 찾아 진료를 받아야 한다. 여성은 산부인과, 남성은 소화기내과에서 진료를 받으면 된다. 성별과 관계없이 일반 내과에서도 진료가 가능하다.

헤모글로빈 수치는 심각한 질병에 걸렸다는 것을 미리 알려주는 위험 신호로, 현재의 건강 상태를 알려주는 매우 중요한 지표다. 매년 건강검진을 통해 빈혈 여부를 반드시 확인하자.

12

자도 자도 만성피로가 계속된다면?
가짜 우울증을 가려내는 세 가지 호르몬 수치

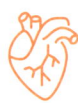

"왠지 모르게 몸 상태가 좋지 않고 늘 기분이 축 가라앉으며, 모든 일에 의욕이 없어요."

누구나 가끔 이럴 때가 있다. 하지만 이런 상태가 너무 오래 지속된다면 그건 어떤 질환 때문일지도 모른다.

이때 가장 먼저 떠오르는 질환은 우울증일 것이다. '의욕이 생기지 않는다', '기분이 가라앉는다', '아침에 일어나기 힘들다'와 같은 증상은 우울증의 전형적인 모습이기 때문이다. 하지만 우울증과 같은 정신적인 질환 외에도 세 가지 호르몬의 영향으로 인해 이런 증상이 나타나기도 한다. 다행히 지금부터 설명하는 세 가지 호르몬은 모두 혈액검사로 간단하게 측정할 수 있다.

신진대사를 촉진한다, 갑상샘 호르몬

첫 번째 호르몬은 '갑상샘 호르몬'이다. 갑상샘은 목젖 아래쪽에 있는 나비 모양의 내분비기관으로 우리 몸의 신진대사를 촉진하는 호르몬을 분비한다. 이 호르몬이 바로 갑상샘 호르몬이다.

갑상샘은 체내 염증이나 먹는 약의 영향으로 기능이 저하되기도 한다. 이런 경우 신진대사를 촉진하는 호르몬의 분비량이 줄기 때문에 몸이 무겁고 의욕이 생기지 않는다. 또 쉽게 피로감을 느끼거나 자도 자도 계속 잠이 쏟아지는 등의 증상이 나타난다.

갑상샘 기능이 저하되는 질환으로 '하시모토병Hashimoto's Disease(만성 갑상샘염)'이 가장 유명하다. 이 질환은 세균이나 바이러스로부터 우리 몸을 지키는 자가항체가 어떤 이유에서인지 갑상샘을 외부의 적으로 오인해 공격하는 자가면역질환이다. 공격을 당한 갑상샘은 호르몬을 충분히 생산하지 못하기 때문에 신체의 많은 기능에 문제가 생긴다. 하시모토병은 남성보다 여성에게 압도적으로 많이 발생하며, 특히 중년 여성에게 흔히 나타난다.

코르티솔의 다른 이름, 부신 호르몬

두 번째는 '부신 호르몬(코르티솔)'이다. 부신은 양쪽 콩팥 위에 있는 매우 작은 크기의 내분비기관이다. 부신에서 분비하는 호르몬은 혈압이나 심장 기능을 유지하는 등 우리 몸에서 매우 중요한 역할을 담당한다.

하시모토병과 마찬가지로 자가항체가 부신을 공격하면 '부신기능저하증'이 생긴다. 이 때문에 부신 호르몬의 분비량이 줄면 무기력증, 식욕 저하, 탈모 등 우울증과 비슷한 증상이 나타난다. 또 다양한 원인이 복합적으로 작용해 일을 제대로 할 수 없는 상태가 되기도 한다. '부신기능저하증을 앓는 환자 4명 중 1명은 직장을 그만두었다'라는 연구 결과도 있다.[29] 즉 자신이 우울증에 걸렸다고 생각해 일을 그만둔 사람 중에는 부신기능저하증을 앓고 있을 가능성이 있다는 말이다.

부신기능저하증을 진단하려면 혈액검사를 통해 '코르티솔'이라는 부신의 스테로이드 호르몬 수치를 측정한다. 만약 이 호르몬 수치가 낮으면 부신기능저하증일 가능성이 크다.

최근 미디어를 통해 '부신피로증후군'이라는 말을 종종 들을 수 있는데, 이는 정확한 의학 용어가 아니다. 그러므로 당연히 부신피로증후군의 치료법이라는 것도 존재하지 않는다.[30] 만약 우울증과 비슷한 증상을 겪고 있어 부신기능저하증에 관한 상담을 받고 싶다면 "부신피로를 치료하려면…"이라고 말하는 병원은 피하는 게 좋다.

남성호르몬, 테스토스테론

세 번째 호르몬은 '테스토스테론'이다. 특히 중장년층 남성과 관련이 깊은 호르몬이다. 테스토스테론은 주로 고환에서 만들어지기 때문에 '남성호르몬'이라고 불리기도 한다.

나이가 들면 고환에서 테스토스테론을 만들어내는 라이디히 세포Leydig Cell의 수가 서서히 감소하면서 테스토스테론의 분비량도 줄어든다. 테스토스테론의 분비량이 줄면 신체에 다양한 변화가 나타난다.

'남성 갱년기'라는 말을 한 번쯤은 들어봤을 것이다. 흔히 남성 갱년기라고 부르는 'LOH증후군Late-Onset Hypogonadism(후천성 성선기능저하증)'이 나타나면 테스토스테론의 분비량이 줄면서 성욕, 근육량, 의욕 등이 떨어진다.

또 테스토스테론은 일명 '사회성 호르몬'이라고도 불리는데, 이 호르몬의 분비량이 많을수록 사회적 지위를 추구하는 경향이 있다는 연구 결과가 있다.[31] 아마존에 살았던 치마네^{Tsimane}족의 테스토스테론 수치 변화 연구를 살펴보면 이해가 빠르다. 치마네족 남성은 사냥할 때와 사냥감을 잡았을 때 테스토스테론의 수치가 매우 높게 나타났다는 사실이 밝혀졌다.[32]

사회적 지위를 추구하거나 사냥에 성공했을 경우 테스토스테론 수치가 높아진다는 점으로 볼 때 평소에도 활기 넘치는 생활을 한다면 테스토스테론 수치가 높아질 수 있다. 그러나 어떤 행동을 해도 테스토스테론 수치가 올라가지 않고 계속 기준치보다 낮다면 LOH증후군이라는 진단을 받게 된다. 이 경우 테스토스테론 보충요법을 이용한 치료를 받기도 한다.

사실 호르몬 저하로 인한 증상은 쉽게 파악하기 어려운 경우가 많다. 그래서 기분 탓이라고 생각해 그냥 내버려두거나 정신적으로 힘들어서 그렇다며 참는 사람들이 많다. 병은 스스로 원인을 판단하고 단정 지어선 안 된다. 적극적으로 병원을 찾아 검사를 받아야 한다. 갑상샘 호르몬과 부신 호르몬은 내분비내과, 테스토스테론은 비뇨의학과에서 진료를 받으면 된다.

13

미국에서는 권장하지 않는다
일본에서만 실시하는 뇌 검사

뇌 종합검진이라 할 수 있는 '뇌도크Brain Dock' 검사는 MRI나 초음파 검사를 통해 뇌종양이나 지주막하출혈의 원인이 되는 뇌동맥류 또는 뇌경색의 원인이 되는 경동맥 협착 등이 있는지 알아보는 검사다. 3~7일간 병원에 입원해서 정밀 검사를 실시하는 종합건강검진에 포함되어 있긴 하나, 사실 뇌도크 검사를 시행하는 나라는 전 세계적으로 일본밖에 없다.

1980년대 삿포로에서 일본 뇌도크 검사의 전신이라 할 수 있는 뇌동맥류 검진이 시작되었다. 이후 이 검진은 각지로 보급되면서

1992년에 일본 뇌도크학회가 생겼고, 그 결과 뇌도크 검사가 기본적인 검사로 포함되었다.

문제는 뇌도크 검사가 전 세계적으로 전혀 받아들여지지 않고 있다는 사실이다. 더 나아가 미국에서는 증상이 없는 사람에게 경동맥 초음파 검사를 시행하는 일은 득보다 실이 더 많다고 판단해 D등급 검사(효과가 없거나 득보다 실이 더 커서 권장하지 않음)로 분류했다.[33]

미국에서 뇌도크 검사를 하지 않는 이유

미국은 왜 뇌도크 검사를 하지 않는 것이 더 낫다고 판단했을까? 우선 경동맥 초음파의 주요 목적은 경동맥 혈관이 좁아졌는지 확인하는 것이다. 경동맥 혈관이 너무 좁아지면 뇌경색이 발생할 확률이 매우 높기 때문에 좁아진 혈관 안쪽을 절제하는 수술(경동맥 내막박리술)이나 우회로조성술(혈액이 원활하게 흐르도록 우회로를 만드는 수술)을 실시한다. 여기서 문제가 되는 것이 바로 '위양성'이다.

위양성이란 본래 음성이어야 할 검사 결과가 잘못되어 양성으로 나오는 현상을 의미한다. 경동맥 초음파의 위양성이라 하면, 원래는 수술이 필요할 정도로 혈관이 좁지 않은데도 불구하고 검사 결과에서 수술이 필요한 단계라고 잘못된 판단이 내려지는 경우를 말한다. 경동맥 초음파 검사는 이러한 위양성 발생 확률이 상당히 높은 검사로, 위양성률이 36.5%나 된다는 데이터가 있다.[34] 이런 이유로 미국예방의학전문위원회USPSTF에서는 뇌도크 검사의 득과 실을 비교한 결과 D등급이라는 판정을 내렸다.

이렇게 말하면 뇌도크 검사에 대해 부정적인 인식이 강해질지도 모르겠다. 그럼에도 일본과 미국의 상황이나 검사의 장단점을 이해한 후 검사를 받는 편이 좋다는 점에서는 아마 이견이 없을 것이다. 혹여 가족 중에 뇌동맥류 환자나 고혈압 또는 당뇨병 환자가 있다면 '걱정되니까 검사를 받아보는 편이 낫겠다'라는 선택을 할 수도 있다.

경동맥 초음파의 위양성을 이해한다면 훗날 경동맥 혈관 수술 이야기가 나왔을 때 의사와 상담을 통해 바로 수술하는 게 나을지, 아니면 상황을 좀 더 지켜보고 결정할지 선택할 수 있다. 다만 사전에 이러한 설명을 생략한 채 모든 환자에게 수술의 장점만을 강조해 수술을 받게 하는 불친절한 병원도 있다는 것을 명심해야 한다.

한 가지 확실히 말할 수 있는 건 유전적 요소가 없는 사람이나 생활습관병이 없는 사람에게는 뇌도크 검사가 상당히 가성비 떨어지는 검사라는 사실이다.

  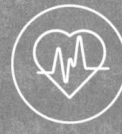 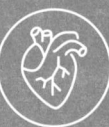

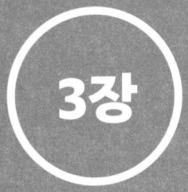

암의 예방·조기 발견에 도움이 되는 새로운 상식

통계적으로 2명 중 1명이 걸린다는 암. 다행스럽게 백신이나 약으로 예방이 가능한 암도 있고, 조기 발견에 도움이 되는 검사도 있다. 지금부터 암에 걸리지 않는 방법과 암에 걸렸다 하더라도 치료에 효과적인 암 예방의학에 대해 알아보자.

14

꼭 알아두어야 할 암 기초 지식

세 가지로 분류되는 암

    마흔 이후부터 더 격하게 체감하게 되는 무서운 존재가 바로 암이다. 일본에서는 2명 중 1명이 암에 걸리고, 3명 중 1명이 암으로 사망하는 것으로 알려졌다.[*] 그래서 마흔을 넘으면 가까운 사람이나 동년배의 연예인이 암에 걸렸다는 소식을 흔히 접하게 된다.

    우리 몸속 면역세포는 자체적으로 외부의 적이 침입했는지 감시하고 있다가 암세포를 발견하는 즉시 퇴치한다. 하지만 나이가 들

---

[*] 우리나라 국민이 암에 걸릴 확률은 남성(기대수명 80.6세) 39.1%, 여성(기대수명 86.4세) 36%로 평생 동안 10명 중 3~4명이 암에 걸리는 것으로 나타났다.
(출처 : 보건복지부, 2019년 국가암등록통계)

수록 이러한 방어 기능이 점점 떨어지면서 감시의 빈틈을 노리고 있던 암세포가 점점 증식한다.

　노화에 따른 면역력 저하와 더불어 흡연, 음주와 같이 암 발생 위험을 높이는 생활습관 때문에 40세 전후로 암이 발생하는 경우가 많다. 예방의학적 관점에서 암은 크게 세 가지로 분류할 수 있다.

　① 예방 가능한 암
　② 조기 발견이 가능한 암
　③ 예방과 조기 발견을 위한 효과적인 방법이 개발되지 않은 암

예방 가능한 암

　암 중에는 검사를 통해 예방 가능한 암이 있다. 일본인의 암 발병 원인 중 4분의 1은 균이나 바이러스에 의한 감염병이다. 이는 위장염이나 감기처럼 일시적인 감염 증상을 일으키는 것이 아니라 장기간 체내에 숨어 있는 유형이다. 그중 어떤 암과 감염병 사이에는 직접적인 연관성이 존재한다. 그 대표적인 예는 다음과 같다.

암이 발생하는 원리

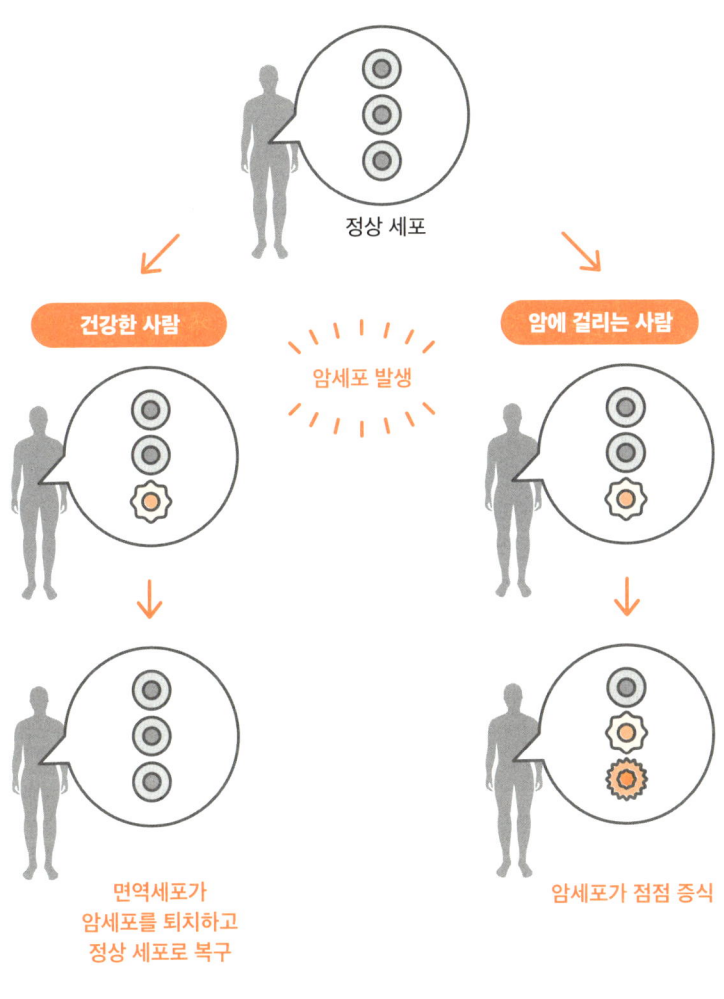

- 위암 - 헬리코박터 파일로리균
- 자궁경부암 - 인유두종 바이러스 HPV
- 간암 - 간염 바이러스

이러한 균과 바이러스는 10~20년에 걸쳐 우리 몸에 상주해 있다가 나도 모르는 사이에 암을 유발하는 아주 고약한 녀석들이다. 하지만 다행스럽게도 조기에 발견해 균이나 바이러스를 퇴치하면 암에 걸릴 위험이 현저하게 줄어든다. 이러한 암 예방법으로 평생 딱 한 번만 받아도 되는 매우 가성비 뛰어난 검사가 있으니 우선 예방 가능한 암에 대한 대책부터 세워두자.

조기 발견이 가능한 암

감염병이 원인이 되는 암은 여러 가지 검사를 통해 나쁜 균이나 바이러스 등을 제거함으로써 예방할 수 있으나 그 외의 암은 '암세포화'되기 전에는 퇴치할 수 없다. 하지만 암으로 진행되었다고 해도 조기에 발견하면 사망률을 현저히 낮출 수 있는 암이 있다. 이러한 암은 암으로 진행되기 전에 그 모습을 파악하기는 힘들지만, 조기 발견에 효과적인 검사 방법이 존재한다. 주의해야 할 점은 조기 발견에 효과적인 검사뿐 아니라 그렇지 않은 검사까지 섞어서 환자에게 권하는 병원이 적지 않다는 사실이다. 이 책을 통해 꼭 필요한 검사를 구분해낼 수 있는 올바른 지식을 익히도록 하자.

예방과 조기 발견을 위한 효과적인 방법이 개발되지 않은 암

안타깝게도 검진을 통한 조기 발견의 유효성이 아직 증명되지 않은 암도 많다. 암의 초기 증상이라고 알려진 것들 중 대부분은 암에 걸리면 나타나는 다양한 증상 중에서 초기에 많이 나타나는 증상일 뿐이다. 여기서 말하는 초기란 암 진행 단계에서의 초기를 말하는 것이 아니므로 이미 암이 상당히 진행한 경우가 많다.

가능하면 검진을 통해 초기에 암을 발견하면 좋겠지만, '조기 발견에 효과적인 근거가 없다'라고 알려진 암도 많다. 이러한 암에 대처하기 위해서는 미리 암의 전조증상을 알아두고 징조가 보이면 바로 병원에 가는 게 가장 효과적인 방법이다.

모든 암의 증상 하나하나를 기억하는 건 사실 어렵다. 하지만 최소한 가족력이 있는 암의 증상이나 여러 암의 공통적인 증상들은 기억해두면 도움이 될 것이다.

15

예방 가능한 암 ① 위암

헬리코박터균 검사가 예방의 열쇠다

 일본인의 위암 사망률은 암 중에서 세 번째로 높고, 환자 수는 두 번째로 많다.[1]* 예전에 비하면 환자 수가 줄고 있지만 여전히 가장 많이 걸리는 암 중 하나다. 위암의 초기 증상은 다음과 같다.

- 위에서 출혈이 발생하고, 그 혈액이 소장이나 대장을 통과하면서 위산 등과 닿아 색이 검게 변해 검은색 변을 본다.

---

* 우리나라 인구 10만 명당 사망자 수를 말하는 암 사망률은 폐암(36.9명), 간암(19.9명), 대장암(17.9명), 췌장암(14.3명), 위암(13.9명) 순이다. (출처 : 통계청, 2022년 사망 원인 통계 결과)

- 위가 자리 잡고 있는 명치 부위에서 통증이 느껴진다.
- 위벽의 수축과 팽창 운동 기능이 떨어져 많이 먹지 않아도 배가 부른 느낌을 받는다.

위암은 좌측 빗장뼈(쇄골) 위쪽에 있는 림프샘으로 전이되기 쉬운데, 이 부위에 딱딱한 멍울이 만져진다면 암세포가 림프샘으로 전이되었을 가능성이 있다. 이것을 '피르호*의 전이'라고 한다.

헬리코박터균이 위암의 주범이다

위암의 주요 원인은 바로 '헬리코박터 파일로리균'이다. 헬리코박터균은 단세포 생물인 연두벌레와 비슷한 나선형 세균이다. 위산을 중화시키는 능력이 있어 산성이 강한 위 속에서도 살아남을 수 있는 매우 특수한 성질을 지녔다. '세균이라면 언젠가는 사라지지 않을까?'라고 생각할 수 있지만, 헬리코박터균은 장기간 위에 서식하면서 위점막을 손상시키고 만성적으로 염증을 일으킨다. 이렇게 생긴 염증이 위암을 발생시키는 원인이 된다.

---

* '암은 세포에서 세포로 전이된다'라는 전이설을 제기한 독일의 병리학자, 루돌프 피르호(Rudolf Virchow)의 이름에서 따왔다.

또 헬리코박터균은 독성이 있는 'CagA'라는 단백질을 위에 주입해 위암을 유발하기도 한다. CagA 구조는 헬리코박터균의 서식지에 따라 다른데, 2017년 도쿄대 연구팀은 '일본에 서식하고 있는 동아시아형 CagA는 유럽형보다 위암을 발생시킬 위험성이 높다'라는 연구 결과를 발표했다.[2]

헬리코박터균의 감염 경로는 아직 정확하게 밝혀지지 않았다. 다만 지금까지는 오염된 지하수나 우물물 등 비위생적인 환경의 물이나 음식을 통해 감염되는 것으로 알려졌다. 또 음식을 함께 나눠 먹는 식습관으로 인해 부모에서 자녀에게 전염된다는 가능성도 제기되었다. 어릴 때 감염된 헬리코박터균 때문에 오랫동안 만성 위염 증상에 시달리다가 위염이 위암으로 진행되는 사례도 있다.

요즘에는 상하수도 시설의 위생 환경이 예전과 달리 매우 개선되었다. 이에 따라 젊은 세대의 헬리코박터균 감염률이 점점 낮아지고 있어 앞으로 위암 환자 수가 더욱 줄어들 것으로 전망한다.

헬리코박터균이 있다면 제균치료를 받아야 한다

그렇다면 중장년층 세대에서도 위암 환자 수가 줄어들까? 아직 안심할 수 없다. 인프라가 제대로 갖춰지지 않았던 시대에 유소년기를 보낸 사람이라면 특히 주의해야 한다. '나이가 많을수록 헬리코박터균의 감염률이 높다. 40대는 5명 중 1명, 60대는 2명 중 1명이 헬리코박터균에 감염되어 있다'라는 연구 결과가 있다.[3]

헬리코박터균 검사는 국가건강검진에 포함되어 있지 않기 때문에 개인적으로 비용을 들여 검사를 받아야 한다. 다만 한 가지 알아두어야 할 사실이 있다. 헬리코박터균을 없애면 위암 발병 위험률이 낮아질 가능성은 있지만, 아직 제균(세균을 죽여 없앰)의 유효성에 관한 명확한 과학적 근거가 밝혀지지 않았다는 점이다.[4] 그렇다 보니 정부는 막대한 세금이 들어가는 국가건강검진에 헬리코박터균 검사를 포함할 수 없는 것이다.

하지만 이는 정부의 입장이고 개인은 사정이 다르다. 예를 들어 당신의 위 속에 헬리코박터균이 있다는 사실을 확인했다고 가정해보자. 제균의 유효성에 대한 근거는 아직 확실하지 않더라도 헬리코박터균이 위암 발생률을 높인다는 사실은 이미 의학계에서 검증된 사실이다. 그렇다면 당신은 제균이라는 치료 방법을 선택할까, 하지 않을까?

앞에서도 설명한 바와 같이 아시아인의 헬리코박터균은 유럽형보다 독성이 강하다. 아시아인을 대상으로 한 연구에서 '증상이 없는 건강한 사람도 헬리코박터균을 제균하면 위암 발생률을 낮출

수 있다'라는 결과가 발표되었다.[5]

사실 검사 방법도 매우 간단하다. 혈액검사만으로 헬리코박터균의 감염 여부를 알 수 있다. 소변으로 검사하는 자가진단 키트도 있어 누구나 손쉽게 확인할 수 있다.

단, 한 가지 주의할 점이 있다. 헬리코박터균을 제균했다고 해서 위암 검사를 받지 않아도 된다고 생각해선 안 된다. 헬리코박터균이 위 속에 생존한 기간 동안 이미 위가 손상되어 염증이 있는 상태일 수 있기 때문이다. 요즘에는 위생 환경이 좋아져 새롭게 헬리코박터균에 감염될 위험성은 낮은 편이다. 따라서 헬리코박터균 검사에서 음성이 나왔다면 대부분 안심해도 된다.

16

예방 가능한 암 ② 간암

간염 바이러스 검사로 평생 안심

'간암=술을 많이 마시는 사람이 걸리는 암'이라는 이미지가 강하다. 물론 간암은 음주와 많은 관련이 있다. 하지만 간암의 최대 원인은 바이러스다. 일본인 간암 환자의 약 90%는 간염 바이러스(B형과 C형)에 의해 유발되었다.[6]

간염 바이러스의 전염 경로는 주로 타인의 혈액 또는 체액을 통한 것이다. 문신이나 피어싱 등의 시술을 통해 전염되기도 하지만 대부분은 성관계를 통한 감염이다. 그래서 콘돔을 사용하면 그 위험을 큰 폭으로 줄일 수 있다. 다만 상대가 불특정 다수라면 그 위험성은 더욱 커지고, 타액을 통해서도 전염될 수 있다. 이렇게 말하면 자신은 불특정 다수와 성관계를 하지 않으니 괜찮다고 생각하는 사람이 있을지 모르겠다. 그래도 타인 중 누가 간염 바이러스 보균자인지 알 수 없는 만큼 안심해서는 안 된다.

초기 증상이 없는 무서운 간염 바이러스

간염 바이러스에 감염되어도 10~20년 정도 무증상이라는 점이 가장 큰 문제다. 본인이 알지 못하는 사이에 바이러스가 몸 안에 퍼지는 경우가 많기 때문이다.

간염 바이러스는 조용히 간에 염증을 일으키고 세포를 파괴하는 일을 반복한다. 이런 과정이 반복되면 앞서 설명한 지방간처럼 섬유화가 일어나 간에 전체적으로 결절이 생기면서 딱딱해진다. 즉 간경변증 상태가 된다.

일반적으로 간의 딱딱하게 변형된 부분에서 암이 발생하기 쉬워 간경변증에서 간암으로 진행되는 환자가 많다. 간경변증 환자의 5년 내 암 발생률은 무려 40%나 되는 것으로 학계에 보고되었다.

복통이나 황달(피부가 황색으로 변하는 현상)과 같은 증상이 나타난다면 이미 간경변증이나 간암으로 진행된 경우가 대부분이다. 다른 부위로 전이되지 않았다면 수술을 검토할 수 있지만, 이미 전이되었다면 부작용이 우려되더라도 항암제 치료를 시작할 수밖에 없다. 심지어 치료 시기를 놓쳐 임종을 위한 호스피스 병원으로 옮길 수밖에 없는 환자도 있다. 이렇듯 간염 바이러스는 조용히 죽음으로 몰고가는 정말 무서운 바이러스다. 간을 '침묵의 장기'라고 부르는 이유다.

검사는 딱 한 번만 받아도 충분하다

이렇게 두려운 간염 바이러스를 예방하기 위한 대책으로 '간염 바이러스 검사'를 추천한다. 이름은 간염 바이러스 검사지만 '간암 검사'라고 해도 될 정도로 효과가 뛰어나다. 이 검사는 의료 관계자처럼 타인의 혈액이나 체액에 노출되는 빈도가 많은 직업을 가진 사람인 경우 감염 위험도가 높기 때문에 특별히 더 자주 받을 필요가 있지만, 일반인은 평생 동안 딱 한 번만 받아도 된다.

간염 바이러스 검사는 기본적으로 40세부터 받을 수 있다. 젊었을 때 감염되었다 하더라도 바이러스가 잠복해 있다가 중년 이후에 증상이 나타나는 경우가 많으므로 40세를 기준으로 검사를 받아야 효과적이다.

혹여 검사 결과가 양성이 나와도 크게 걱정하지 않아도 된다. 요즘에는 간염 바이러스 치료제가 많이 개발되어 있고, 특히 C형 간염은 먹는 약만으로도 거의 완치가 가능하다. 검사 결과가 음성이라면 간질환 걱정을 많이 덜 수 있으니 든든하다.

간염 바이러스 검사는 가성비가 매우 뛰어난 검사임에도 불구하고 수검률(검사를 받은 자가 차지하는 비율)이 상당히 낮은 편이다. 수검률을 높이기 위한 노력에도 불구하고 검사 대상자의 30% 정도밖에 간염 바이러스 검사를 받지 않는다는 보고가 있다.[7] 안타까운 사실은 나머지 70%의 대상자 중 숨어 있던 간염 바이러스로 인해 간이 완전히 망가져 치료가 불가능한 상황에 이르게 되는 경우가 종종 있다는 것이다.

간염 바이러스 검사는 채혈만 하면 되는 아주 간단한 검사다. 그런데도 검사를 받지 않는다는 건 너무나 위험하고 무모한 선택이다. 그러니 40세가 되면 서둘러 간염 바이러스 검사를 받도록 하자. 이것이야말로 간암을 예방하기 위한 최선의 방법이다.

예방 가능한 암 ③ 자궁경부암

45세 전에 HPV 백신을 접종하자

　자궁경부암은 젊은 여성만 걸리는 암이 아니다. 20대부터 50대까지 다양한 연령대에서 발생하므로 모든 연령대의 여성은 주의가 필요하다.

　HPV는 '인유두종 바이러스Human Papilloma Virus'의 약자로, 자궁경부암 발병 원인의 95% 이상이 이 바이러스다. 그래서 HPV 백신 접종은 자궁경부암 예방에 매우 효과적이다. 뿐만 아니라 HPV는 인두암이나 음경암의 원인이 되기도 해 미국과 영국은 남성에게도 HPV 백신 접종을 권장하고 있다. 나 역시 HPV 백신을 접종했다.

HPV 백신을 맞으면 자궁경부암 발생 위험이 큰 폭으로 낮아지고, HPV와 관련된 암에 걸릴 위험도 낮아진다는 명확한 유효성이 세계적으로 인정받고 있다.[8,9] 일본은 2013년 4월부터 필수 예방접종에 HPV를 포함했다.

그런데 여기서 큰 문제가 발생했다. 백신 접종을 시작한 지 두 달여 만에 '백신을 접종한 중학생들에게서 백신 부작용으로 의심되는 보행 곤란, 경련 등의 증상이 나타났다'는 뉴스가 대대적으로 보도되었다. 경련을 일으키는 여중생의 모습이 TV 화면을 통해 방영되었고, 사람들은 HPV 백신 접종에 관한 부정적인 인상을 받았다.

그 결과 후생노동성은 '앞으로 HPV 백신 접종을 적극적으로 권장하지 않겠다'라며 백신 필수 접종 정책의 철회를 발표했다. 이후 70%였던 HPV 백신 접종률은 0.6%로 급격하게 떨어졌고, 이 수치는 지금까지 그대로 이어지고 있다.

일본은 선진국 중에서 HPV 백신 접종률이 가장 낮은 나라다. 반면 다른 나라에서는 'HPV 백신은 당연히 맞아야 한다'는 인식이 널리 퍼져 있다. 2015년 WHO는 일본을 향해 'HPV 백신이 보급되면 전 세계에서 자궁경부암을 근절할 수 있을 것으로 전망된다. 그런데 일본은 근거 없는 의심으로 백신 접종을 철회했고, 안전하고 효과적인 HPV 백신 접종률이 낮아졌다. 그것은 진짜 위험한 상황을 만들 수 있다'라고 경고했다. 전 세계로부터 비난을 받은 셈이다.

현재 세계 92개국에서 HPV 예방접종이 이루어지고 있다. 그중 호주는 2028년이 되기 전에 자궁경부암을 퇴치할 첫 번째 국가로 지목되었다.[10]

HPV 백신과 경련은 인과관계가 없다

나고야시립대학 의학연구과에서 공중위생학 분야를 연구하는 스즈키 사다오 교수가 3만여 명의 데이터를 분석한 결과, HPV 백신 접종과 당시 화제가 되었던 경련 등의 증상 사이에 인과관계가 존재하지 않는다는 사실이 입증되었다.[11] 신종 코로나19 바이러스 감염증의 백신 부작용에 관한 보도에서도 알 수 있듯이 매체가 어느 한 부분만 확대해서 다루면 사람들은 전체적인 상황을 정확하게 파악하기 어렵다.

반대의 예를 들어보겠다. 백신 접종을 하지 않은 자궁경부암 말기 환자가 있다고 가정해보자. 그 환자는 생식기에서 출혈이 멈추지 않아 계속 수혈을 받다가 결국 부모보다 먼저 세상을 떠나고 말았다. 실제로 이런 사례는 병원에서 그리 드문 경우가 아니다. 그런데 만약 그 환자가 HPV 백신을 접종했다면 어떻게 되었을까? 이처럼 어떤 부분에 초점을 맞추느냐에 따라 보는 시각이 달라지기 때문에 정확한 자료에 근거한 냉정한 판단이 무엇보다 중요하다.

여성 1만 명 중 자궁경부암에 걸릴 확률은 132명인데 반해 예방접종 후 이상 반응이 나타날 확률은 5명으로 매우 큰 차이가 있다.[12] 자궁경부암에 걸리면 대부분 자궁을 적출해야 하고 심하면 생명을 잃을 수 있지만, 접종 후 나타나는 이상 반응은 대부분 회복된다. 경중을 따져보면 HPV 예방접종의 유효성을 인정할 수 있지 않을까? HPV 백신 접종에 관한 논점을 정리하면 다음과 같다.

- 예방접종을 한 것을 후회하는(백신 접종 후 부작용 증상 출현) 사람보다 예방접종을 하지 않은 것을 후회하는(백신을 접종하지 않았는데 자궁경부암에 걸린) 사람이 더 많다.
- HPV 예방접종 후 발생한 증상과 백신 간의 인과관계가 증명되지 않았다.
- 전 세계적으로 'HPV 백신이 보급되면 자궁경부암을 근절할 수 있다'라고 전망하고 있다.

나는 위의 세 가지 논점에 근거해 HPV 백신 접종을 권장하는 쪽이다. 일본 정부는 HPV 예방접종을 권장하지 않지만, 국가 예방접종으로 백신 접종을 시행하고 있다(현재 일본에서 국가 예방접종은 초등학교 6학년부터 고등학교 1학년에 한함). 본인 부담으로 접종도 가능하나 비용이 2만 엔(한화로 약 19만 원)에서 3만 엔(한화로 약 29만 원)으로 다소 비싼 편이다.

관련 연구에 따르면 HPV 백신을 한 번 맞으면 45세까지 그 효과가 유지된다. 아직 40대 초반이라면 백신을 접종받길 권한다.

자녀를 출산한 30대 이후 여성이라면 자궁경부암 검사는 필수

백신을 접종한 사람뿐 아니라 백신을 접종하지 않은 사람도 자궁경부암 검사를 주기적으로 받는 것이 좋다. 미국예방의학전문위원회에서는 5년에 한 번씩 세포진 검사와 HPV 검사를 받으라고 권고한다.[13]

세포진 검사란 작은 솔 등의 도구를 사용해 자궁 입구인 자궁경부 내의 세포를 채취한 후 현미경으로 비정상 세포가 있는지 확인하는 검사다. HPV 검사는 이름 그대로 자궁경부암의 원인이 되는 HPV 바이러스의 감염 여부를 확인하는 검사다.

자궁경부암은 '마더 킬러'라고도 불린다. 자녀를 출산한 30대 이후의 여성에게 많이 발생하기 때문이다. 늦기 전에 정확한 정보에 기초해 자궁경부암을 적극적으로 예방하자.

18

조기 발견이 가능한 암 ① 위암

위내시경을 추천하는 두 가지 이유

　위암의 조기 발견에 필수적인 검사는 바륨을 이용한 '위장조영 검사'다. 바륨은 조영제의 일종으로, X선을 투과시키지 않는 성질이 있어 엑스레이나 CT를 촬영할 때 사용하면 목적 부위의 윤곽을 더욱 뚜렷하게 보여준다. 실제 검사에서는 바륨 용액을 마시고 검사대 위에 누우면 기계가 몸을 회전시키면서 촬영을 진행한다.

　위장조영 검사는 국가에서 지원하는 건강검진에 포함되어 있지만, 수검률은 10~20%로 매우 낮다. 수검률이 낮은 이유는 '의사는 절대 위장조영 검사를 받지 않는다', '위장조영 검사는 위험하다' 등의 근거 없는 소문 때문이다. 실제 일본에서 실시한 다수의 연구에 따르면 '위장조영 검사가 성별과 관계없이 위암 사망률을 낮추는 데 효과가 있다'라는 결과가 나왔다. 위장조영 검사의 유효성이 입증된 셈이다.[14]

물론 바륨을 사용했을 때 부작용이 나타날 수 있는 건 사실이다. 장이 막히는 '장폐색', 장에 구멍이 뚫리는 '장관 천공' 등의 위험성이 존재한다. 하지만 이 검사로 인해 입원이 필요할 정도의 심각한 부작용이 발생한 사람은 10만 명 중 0.18명으로, 확률로 따지면 0.00018%에 불과하다.[15] 확률로 봤을 때 위장조영 검사는 유효성이 입증되고 부작용도 적은 매우 효과적인 검사라고 할 수 있다.

위장조영 검사 대신 '위내시경 검사'를 받을 수도 있다. 위내시경 검사 역시 사망률을 낮추는 데 도움이 된다는 연구 결과가 입증되었다. 위암의 조기 발견을 위해 권장하는 기본적인 검사다.[16,17]

위장조영 검사 vs 위내시경 검사

그렇다면 위장조영 검사와 위내시경 검사의 차이점은 무엇일까? 위내시경 검사는 초기 위암을 발견하는 데 더 적합하다. 내시경을 통해 위벽의 안쪽을 직접 눈으로 확인할 수 있어 위장조영 검사에서 놓치기 쉬운 종양이나 튀어나온 부분을 발견할 수 있다. 그러나 경성 위암의 경우 위장조영 검사가 위내시경 검사보다 더 효과적이라는 의견이 있다.

경성 위암은 뚜렷한 종괴 없이 암세포가 위벽 전체에 넓게 퍼지면서 위벽이 전체적으로 딱딱하게 굳는 암으로, 내시경으로 위벽을 꼼꼼히 관찰해도 이상을 발견하지 못할 때가 많아 조기 발견이 어렵다. 하지만 위장조영 검사는 위의 전체적인 모양을 잘 관찰할 수 있어 경성 위암을 찾아내는 경우가 종종 있다.

정리하면 위장조영 검사는 외부에서 위의 모양을 확인하고, 위내시경 검사는 위의 내부 상태를 관찰한다. 각기 서로 다른 장점이 있는 만큼 원하는 검사를 선택해 받아보자.

위내시경 검사를 더 추천하는 이유

두 가지 검사 방법 중 한 가지만 선택하라고 한다면 개인적으로 위내시경 검사를 추천한다. 위장조영 검사는 사진을 판독하는 의사의 소견에 따라 결과가 달라질 수 있기 때문이다. 그 말은 판독 경험이 많지 않은 의사가 검사를 진행할 경우 병변이 있어도 알아채지 못하고 놓칠 위험성이 존재한다는 뜻이다.

반면 위내시경 검사는 대부분 소화기내과 전문의가 진행한다. 위내시경 검사가 가능한 의사는 '위점막의 병변을 감별할 줄 아는 능력 있는 의사'라는 의미로 볼 수 있다. 이런 이유로 위장조영 검사보다 위내시경 검사를 받는 게 조금 더 안심할 수 있다.

또 위내시경 검사는 인두나 식도 부분의 표면까지 눈으로 직접 확인이 가능해 인두암이나 식도암을 조기에 발견할 수 있다. 요즘에는 가늘고 부드러운 내시경 장비를 코로 삽입해 진행하는 경비내시경 검사도 있어 위내시경 검사의 고통이나 불편감이 많이 줄었다. 진정제를 사용하면 잠이 든 것과 비슷한 진정 상태에서 검사를 받을 수도 있다.

'의사들은 위장조영 검사를 절대 받지 않는다'라는 소문은 극단적인 이야기다. 내 주변을 보면 위장조영 검사를 받는 의사도 있고, 위내시경 검사를 받는 의사도 있다. 위장조영 검사와 위내시경 검사 모두 위암을 조기에 발견하는 데 매우 효과적인 검사 방법이므로 어떤 것이든 정기적으로 검사를 받도록 하자(일본의 경우 위장조영 검사는 40세 이상이면 매년, 위내시경 검사는 50세 이상이면 2년에 한 번씩 국가건강검진을 통해 무료로 받을 수 있다).[*]

---

[*] 우리나라는 만 40세 이상의 성인일 경우 2년마다 위장조영 검사와 위내시경 검사 중 원하는 방법 한 가지를 선택해 무료로 검사를 받을 수 있다.

19

조기 발견이 가능한 암 ② 대장암
대장내시경 검사는
10년에 한 번씩

    일본은 대장암으로 인한 사망자 수가 매우 높은 편이다. 모든 암 중에서 대장암 사망자 수는 남성 3위, 여성 1위, 전체에서는 2위를 차지한다.[18]* 주요 발병 원인은 서구화된 식생활을 꼽을 수 있다. 위생 환경이 개선되면서 헬리코박터균 감염자가 줄어 위암 발생률은 낮아지고 있는 반면 식습관이 서구화되면서 대장암 발생자 수는 급증하고 있다. 대장암의 구체적인 증상은 다음과 같다.

---

* 우리나라에서 가장 높은 비율을 차지하는 사망 원인은 암으로, 그중 대장암은 모든 암 중 3위를 차지한다. 성별 대장암 사망률을 보면 남성은 3위, 여성은 2위다.
(출처 : 통계청, 2022년 사망 원인 통계 결과)

- 암 덩어리가 대장을 막아 심각한 변비 증상이 나타난다.
- 출혈 때문에 붉은색을 띠는 변을 본다.
- 출혈로 인한 빈혈 때문에 현기증과 어지럼증이 발생한다.

대장암을 조기에 발견하는 데 '분변잠혈 검사'가 가장 효과적이다. 대장에 암이 발생하면 눈에 보이지 않는 혈액이 대변에 섞여 나온다. 분변잠혈 검사의 목적은 이러한 혈액 성분을 검출해 대장암의 신호를 빨리 알아차리는 데 있다.

분변잠혈 검사를 받으면 대장암 사망률을 20% 정도 낮출 수 있다는 연구 결과가 있다.[19] 미국예방의학전문위원회는 50세부터 받아야 할 검사 중 분변잠혈 검사를 A등급(매우 권장하는 검사)으로 지정했다. A등급으로 지정되는 검사는 매우 드물기 때문에 반드시 검사받길 권한다. 검사 방법은 매우 간단하다. 채취한 대변을 제출하기만 하면 된다. 부작용 걱정도 없어 매우 추천하는 검사다.

하지만 안타깝게도 2016년 일본의 국민생활기초조사에 따르면, 분변잠혈 검사의 수검률은 41.14%에 불과하다. 무려 60%가 넘는 사람들이 검사를 받지 않았다. 이렇게 효과가 입증된 검사를 받지 않는다는 건 정말 안타까운 일이다.

일본인과 달리 암검진을 적극적으로 받는 미국인들은 대장암 환자 수와 사망자 수가 일본인보다 적다는 연구 결과가 있다.[20] 미국

인구가 일본 인구의 약 2.5배나 많은데도 불구하고 대장암 사망자 수는 미국보다 일본이 더 많다. 아직 분변잠혈 검사를 받지 않았다면 집에서 할 수 있는 자가진단 키트도 있으니 하루빨리 검사해보길 바란다.

대장내시경 검사는 고통스럽다?

대장암을 진단하는 검사 중 '대장내시경 검사'가 있다. 대장내시경 검사는 항문으로 내시경을 삽입해 직접 대장의 안쪽을 확인하는 검사로 분변잠혈 검사보다 정확도가 높다. 통증을 염려하는 사람들이 많은데, 걱정할 필요가 없다. 대장 안쪽 벽은 통증을 느끼는 감각기관이 존재하지 않아 폴립을 제거해도 통증이 느껴지지 않는다. 다만 대장 끝에 붙어 있는 충수에 염증이 발생하는 충수염(맹장)을 앓았던 적이 있다면 이야기는 조금 달라진다.

충수염으로 인해 대장벽이 소장 등의 다른 장기와 협착이 되면 내시경이 통과하기 어려워지는데, 이때 통증이 느껴지기도 한다. 하지만 그럴 경우 진정제를 사용해 수면 마취하에 통증이 느껴지지 않도록 검사를 진행하므로 불안해하지 않아도 된다. 또 아래쪽이 트여 있는 대장내시경 전용 검사복을 입고 진행하기 때문에 하반신을 다 드러내지 않아 민망한 상황도 피할 수 있다.

한 가지 단점은 검사 전 준비가 조금 힘들다는 점이다. 전날부터 장 정결제를 복용하고 당일에도 아침부터 2L 정도의 물을 마셔 장을 깨끗하게 비워내야 한다.

장점은 대장내시경 검사 도중 종양이나 폴립이 발견되면 그 자리에서 바로 조직을 채취하기 때문에 대장암을 조기 발견하는 데 도움이 된다. '폴립'이란 사마귀나 작은 혹처럼 주변보다 돌출된 작은 종양을 말하는데, 대장 폴립은 양성에서 악성까지 종류가 다양해 특히 조심해야 한다. 기본적으로 양성 폴립이 악성 폴립으로 변하지는 않는다.

양성 폴립과 악성 폴립은 어떻게 구분할까?

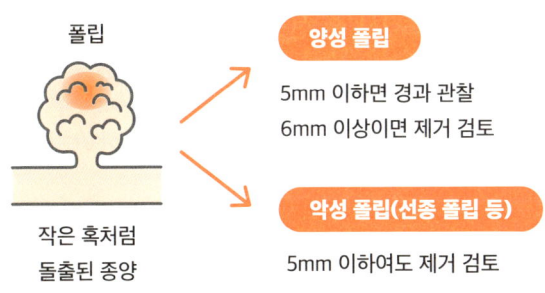

※ 수치는 기준일 뿐 내시경을 진행하는 의사의 판단에 따라 달라질 수 있다.

폴립이 발견되었다면
꼭 확인해야 할 것

 대장내시경 검사에서 양성 폴립이 발견되었다면 그냥 두어도 크게 문제가 되지 않는다. 하지만 악성 폴립, 특히 대장암의 전단계라 부를 정도로 위험한 선종 폴립이 발견되었다면 반드시 제거해야 한다. 암으로 진행되기 전에 제거하는 편이 대장암 예방에 도움이 된다.

 선종 폴립은 대장암에 걸리기 쉬운 체질을 가진 사람에게서 흔히 발생한다. 따라서 선종 폴립을 제거했다고 안심할 게 아니라 자신이 대장암에 걸릴 위험성이 높다는 사실을 알려주는 신호로 인식해야 한다.

 건강검진에서는 폴립 종류까지 자세히 알려주지 않는 경우가 많다. 그래서 대장내시경 검사 후 선종 폴립이 발견되었다는 결과를 듣는다면 자신의 체질을 파악하기 위해서라도 검사를 진행한 의사에게 대장암의 위험성을 높일 수 있는 폴립인지 아닌지를 반드시 확인해야 한다.

 그렇다면 대장내시경 검사는 매년 받아야 하는 걸까? 그렇지 않다. '매년 대장내시경 검사를 받는 것이 좋다'라고 지침을 세운 나라는 없다. 비용이나 장 정결제 복용의 불편함 등을 고려할 때 특별히 대장암에 걸릴 위험성이 높은 사람이 아니라면 분변잠혈 검사만 매년 받아도 충분하다.

그럼 '대장내시경 검사는 몇 년마다 받는 게 좋을까?'라는 궁금증이 생길 것이다. 미국예방의학전문위원회는 10년에 한 번 대장내시경 검사를 받길 권장하고 있다.[21]

대장내시경 검사가 두렵고 꺼려지는 사람이라도 10년에 한 번은 할 만하지 않을까? 물론 선종 폴립이 발견되거나 대장암 가족력이 있어 대장암에 걸릴 확률이 높은 사람은 이보다 더 자주 검사를 받아야 한다. 일반적으로 분변잠혈 검사는 매년 받고, 10년에 한 번씩 대장내시경 검사를 받는 게 대장암을 예방하기 위한 최선의 방법이다.

20

조기 발견이 가능한 암 ③ 유방암
맘모그래피와 초음파 검사를 병행한다면

   일본뿐 아니라 많은 나라에서 여성 암 발생률 1위는 바로 유방암이다. 그럼에도 불구하고 일본의 경우 유방암 수검률은 40% 정도에 불과하다.[22] 이렇게 수검률이 낮은 이유는 무엇일까?

   유방암 검사 중 조기 발견에 가장 효과적인 검사는 '맘모그래피(유방 X선 촬영술)'다. 맘모그래피는 유방 전용 X선 촬영 장치를 사용하는 검사로, 다양한 각도에서 유방을 촬영해 유방암의 유무를 확인한다. 이 검사가 유방암으로 인한 사망률을 20% 낮춘다는 연구 결과가 발표되었다.[23]

맘모그래피 검사는 이미 확실한 효과가 입증되었고 많은 나라에서 국가건강검진 사업에 포함할 정도로 권장하는 검사다. 그러니 꼭 받는 게 좋다. 미국예방의학전문위원회는 50세부터 검사를 받도록 권장하고 있지만, 일본은 임상 결과에 근거해 40세부터 검사 받도록 권고하고 있다.* 다만 검사가 고통스럽다는 의견이 있는데, 이러한 부정적인 이미지가 수검률을 낮추는 원인이 되기도 한다.

맘모그래피 검사는 유방을 전용판으로 압박해 유선을 얇게 펴서 촬영하는데 통증을 유발하지 않도록 설계되어 있다. 그런데도 만약 통증이 느껴진다면 촬영 기사에게 이야기해서 압박 강도를 줄이거나 각도를 조금 조절해 통증을 줄일 수 있다.

방사선 피폭이 걱정된다는 사람도 있다. 하지만 유방 부위만 부분적으로 촬영하는 데다 방사선 노출량 역시 CT보다 매우 적기 때문에 인체에 미치는 영향에 대해서는 염려하지 않아도 된다.

치밀유방은 초음파 검사까지 추가로 받아야

하지만 맘모그래피 검사에 큰 약점이 한 가지 있다. 바로 치밀유

---

* 우리나라는 국가 암검진을 통해 만 40세 이상 여성을 대상으로 2년마다 유방 X선 촬영술을 실시하고 있다.

방인 경우 유방암 진단이 어렵다는 점이다.

　유방 조직은 크게 유방과 유선으로 구성되어 있는데, 지방의 비율이 높은 사람도 있고 유선의 비율이 높은 사람도 있다. 그중에서 유선의 비율이 일정 수준보다 높은 경우 '치밀유방'이라고 한다. 이런 치밀유방은 맘모그래피 촬영을 하면 종양과 유선이 모두 하얗게 보이거나 진하게 표시된다. 경계가 분명하지 않기 때문에 유방암을 발견하기 어렵다. 동양인은 서양인보다 치밀유방의 비율이 높은 편으로, 전체 여성의 약 10%가 치밀유방이다.

　또 '치밀유방인 사람은 유방암에 걸릴 확률이 높다'는 연구 결과도 발표되었다.[24] 일본인을 대상으로 한 연구에서도 '치밀유방인 사람은 그렇지 않은 사람보다 유방암에 걸릴 확률이 약 3배 높다'라는 결과가 나왔다.[25]

　하지만 유감스럽게도 병원에서는 검사자가 치밀유방인지 아닌지를 말해주지 않을 때가 많다. 치밀유방 자체는 어떤 질환이나 문제가 아니라고 생각하기 때문일까. 나는 치밀유방 여부를 검사자 본인이 반드시 알아야 할 정보라고 생각한다. 치밀유방 자체가 질환은 아니지만 유방암에 걸릴 위험도가 높다는 사실은 확실하기 때문이다. 맘모그래피 검사를 받는다면 치밀유방 여부가 검진 결과에 명시되지 않는 곳도 있으니 촬영 기사에게 자신이 치밀유방인지 아닌지 꼭 물어보자.

자신이 치밀유방이기 때문에 맘모그래피 검사 진단 결과가 명확하지 않다면 유방 초음파 검사까지 추가로 받는 것을 추천한다. 초음파 검사는 치밀유방의 영향을 크게 받지 않기 때문이다. 유방 초음파 검사 역시 헬리코박터균 검사와 마찬가지로 사망률을 낮춘다는 명확한 근거가 불충분하다는 이유로 국가건강검진에 포함되어 있지 않다. 따라서 궁금하다면 개인이 추가 비용을 내고 검사를 받아야 한다. 하지만 약 7만 3,000명의 일본 여성을 대상으로 한 연구에서 유방 초음파 검사가 초기 유방암 검출률을 높인다는 결과가 발표되었다.[26]

모든 여성이 유방 초음파 검사를 필수로 받아야 하는 건 아니다. 하지만 유방암에 걸릴 확률이 높은 사람이라면 유방 초음파 검사까지 추가로 받는 게 좋다.

유방암 가족력이 있다면 더더욱 주의

유방암은 유전 요소가 매우 강한 암이다. BRCA1과 BRCA2라는 유전자에 변형이 발생하면 유방암과 난소암에 걸릴 확률이 높다.[27]

2013년 미국 여배우 앤젤리나 졸리가 유방 절제 수술을 받은 사실이 꽤 화제가 되었다. 아직 걸리지도 않은 유방암을 예방하기 위해 양쪽 유방을 제거한다는 게 상식적으로 이해가 가지 않을 것이다. 하지만 그녀는 BRCA1 유전자에 변이가 발생해 유방암에 걸릴 위험이 매우 높았던 것으로 알려졌다. 즉 가족력이 있어 어쩔 수 없이 유방을 미리 절제해 위험도를 낮추는 선택을 한 것이다. 일본도 2020년부터 일부 유전자 변이가 있는 사람의 유방 절제 수술에 보험을 적용하고 있다.

미리 유방을 절제할지 말지에 대한 선택은 개인의 가치관에 따라 다를 수 있다. 다만 자신의 어머니나 할머니 중 유방암에 걸린 사람이 있다면 다른 사람보다 더 조심해야 할 필요가 있다. 기본적으로 40세가 넘으면 2년에 한 번씩 맘모그래피 검사를 받고, 치밀유방인 사람은 유방 초음파 검사까지 추가로 받기를 권한다. 유방암 예방이나 조기 발견을 위한 현명한 선택이 될 것이다.

조기 발견이 가능한 암 ④ 폐암

사망률 1위인 폐암에 효과적인 세 가지 검사

폐암은 전 세계적으로 사망률 1위인 무서운 질병이다(남녀 합계).* 잘 알다시피 폐암의 주된 원인은 흡연이나 간접흡연이다. 그러므로 폐암 예방에 가장 좋은 방법은 백해무익한 담배를 끊거나 흡연자 가까이에 가지 않는 것이다.

흡연자들 역시 담배가 건강에 해롭다는 사실을 너무 잘 알고 있다. 그래서 매번 금연하겠다고 다짐하지만 성공하는 사람은 드물

---

* 우리나라에서도 폐암은 사망률 1위인 암이다. 2022년 통계청에 따르면 암 사망률 가운데 남녀 모두 폐암이 1위로 나타났다. 남성의 경우 암 사망률 순위는 폐암-간암-대장암, 여성은 폐암-대장암-췌장암 순으로 높았다.
(출처 : 통계청, 2022년 사망 원인 통계 결과)

다(금연 대책은 5장에서 다룰 예정이다). 높은 사망률을 보이는 폐암의 주요 증상은 다음과 같다.

- 기침이 심해지고, 폐암으로 인한 기관지 손상 때문에 기침할 때 피가 섞인 가래가 나온다.
- 기관지 통로가 점점 좁아져 숨을 쉴 때 천식 환자처럼 쌕쌕거리는 소리가 난다.

폐암을 예방하는 검사로 가장 널리 사용되는 것은 '흉부 X선 검사'다. 매년 받는 건강검진에 대부분 이 검사가 포함되어 있다.* 하지만 미국은 '흉부 X선 촬영 검사가 폐암으로 인한 사망률을 낮춘다는 데이터가 없다'[28]라는 이유로 현재 권장하지 않고 있다.

폐암 검사 중 가래를 채취해서 그 안에 폐암 조직이 있는지 알아보는 '객담 검사'도 있는데, 이 검사 역시 사망률을 낮춘다는 검증된 데이터가 없다. 더욱이 검사 시 때맞춰 가래가 나오지 않으면 거의 침만 검사하게 되는 경우가 많아 정확성이 떨어진다.

일본에서는 폐암 예방을 위해 일반적으로 매년 흉부 X선 검사를 진행한다. 일본 내에서 실시한 연구 결과에 근거해 폐암 위험도가 높은 사람은 흉부 X선 검사와 함께 추가로 객담 검사를 받길 권장

---

* 우리나라의 경우 2019년에 폐암이 국가 암검진에 포함되어 무료 검사가 됐다. 폐암 국가검진 대상자는 55~74세의 고위험군(하루 평균 담배 한 갑을 30년 피운 현재 흡연자)으로, 2년마다 시행한다.

하고 있다.[29] 비흡연자는 흉부 X선 검사만으로도 충분하다.

요즘에는 흡연량이 많은 헤비 스모커Heavy Smoker에게는 '저선량 CT 검사'를 적극 권장하고 있다. 여기서 말하는 헤비 스모커란 하루에 한 갑 이상의 담배를 30년간 지속해서 피운 사람을 말한다.

하루에 한 갑 이상, 30년 동안 담배를 피웠다면

55세 이상을 대상으로 한 임상시험에서 저선량 CT 검사를 받은 사람과 흉부 X선 검사만 받은 사람을 비교했는데, '저선량 CT 검사를 받은 사람의 폐암으로 인한 사망률이 약 20% 낮다'라는 결과가 나왔다.[30] 저선량 CT 검사로 흉부 X선 검사에서 미처 발견하지 못한 미세한 병변까지 확인할 수 있기 때문이다.

또 담배를 피우지 않는 비흡연자나 흡연량이 적은 흡연자에게도 저선량 CT 검사가 효과가 있는지 알아보는 JECS 연구가 진행되고 있다. 이 연구의 유효성이 증명되면 저선량 CT 검사가 더욱 널리 보급되어 폐암으로 인한 사망자가 줄어들지도 모른다. 도저히 담배를 끊을 수 없다면 적어도 저선량 CT 검사를 통해 폐암 검사를 받는 것이 안전하다.

고령의 헤비 스모커라면
복부 초음파 검사 필수

고령의 헤비 스모커에게 추천하는 또 한 가지 검사는 '복부 초음파 검사'다. 아직 많이 알려지지 않았지만 고령의 흡연자에게 많이 발생하는 질환이 있다. 바로 복부 대동맥류라는 질환이다. 이 질환이 생기면 심장에서 복부로 내려오는 혈관 중 가장 두꺼운 대동맥의 혈관 일부분이 풍선처럼 둥글게 부풀어 올라 혹이나 덩어리로 변한다.

복부 대동맥류는 흡연으로 생긴 동맥경화의 영향으로 혹이 발생하기 쉽다고 알려져 있다. 이 혹이 점점 커질수록 변비나 요통이 발생하고, 만약 혹이 파열되면 대량의 출혈이 발생해 사망에 이를 수 있는 아주 무서운 병이다.

다행히 조기에 발견하면 수술로 혈관을 치료할 수 있다. 복부 초음파 검사를 통해 부풀어 오른 대동맥을 조기에 발견하면 치료를 받고 건강을 회복할 수 있다. 복부 대동맥류는 65세 이상 남성에게 많이 나타나므로 비흡연자라 하더라도 고령이라면 검사를 받는 것이 좋다. 고령 흡연자라면 복부 대동맥류 발병 위험이 남들보다 훨씬 높으므로 꼭 검사를 받길 권한다.

조기 발견이 가능한 암 ⑤ 전립선암
꼭 알아야 할 PSA 검사의 양면성

일본에서 남성 암 사망률 1위를 차지한 전립선암은 발생률이 급증하고 있다.* 앞으로도 전립선암의 발생률과 사망률은 계속 늘어날 것으로 전망된다. 전립선암의 주요 증상은 다음과 같다.

- 전립선암이 방광이나 요도를 자극해 빈뇨 증상이 발생한다.
- 암세포가 소변이 나오는 요도를 막아 소변이 나오지 않는다.

---

* 우리나라의 경우 정부가 발표한 2022년 국가암등록통계에 따르면 전립선암은 남성 암 사망률 2위를 차지했다.
(출처 : 보건복지부와 중앙암등록본부(국립암센터), 2022년 국가암등록통계)

- 척추 중 허리뼈로 전이되기 쉽고, 전이되면 극심한 통증이 발생한다.

고령의 남성에게 많이 발생하는 전립선비대증과 전립선암은 증상만으로 구별하기 쉽지 않다. 증상이 나타나도 나이 탓으로 생각하고 허투루 넘기는 사람들이 대다수다.

전립선암이 급증하는 원인은 서구화된 식생활도 있지만, 가장 주된 원인은 'PSA 검사' 때문이다. PSA는 전립선 특이항원으로, 전립선에서 분비하는 단백질이다. 전립선에 암이 발생하면 PSA 수치가 높아지므로 이 수치가 증가하면 암을 의심할 만한 중요한 지표가 된다.

PSA 검사가 1900년대에 급격하게 보급되면서 전립선암의 진단 건수도 크게 늘었다. 이 말은 전립선암에 걸리는 사람이 늘어났다기보다 전립선암이라고 진단받은 사람이 증가했다고 보는 편이 더 정확하다.

언뜻 보기에는 PSA 검사가 암을 예방하는 데 효과적인 검사 같지만 그렇게 단순하지만은 않다. 먼저 미국예방의학전문위원회는 'PSA 검사의 장단점을 이해했다는 전제하에 개개인의 선택에 맡긴다'라는 입장이다.[31] 후생노동성은 '권장하지 않는다'는 방침을 내놓고 있는데[32], 정부와 반대로 일본 비뇨기과학회는 'PSA 검사는 꼭 받는 것이 좋다'라고 주장하며 의견 대립을 하고 있다.

사실 PSA 검사의 유효성은 아직 명확하게 입증되지 않았다. 41만 명의 남성을 대상으로 실시한 영국의 연구[33]나, PLCO 시험 연구[34]에서도 이 검사의 유효성이 충분히 증명되지 않았다. 그런데 18만 명을 대상으로 한 ERSPC 시험[35]이라는 유럽 연구에서는 이 검사가 전립선암의 사망률을 낮춘다는 결과가 보고되었다. 이처럼 현재 PSA 검사에 대한 논란은 전 세계적으로 일고 있다.

전립선암을 발견하지 못하는 게 차라리 더 나을까?

이렇게 생각하는 첫 번째 이유는 전립선암의 진행 속도가 매우 느리기 때문이다. 전립선암은 초기 단계라면 수술 등의 치료 없이 PSA 수치를 계속 관찰하면서 정기적으로 조직을 채취해 검사하는 'PSA 감시요법'을 선택할 수 있다. 다시 말해 시간을 두고 관찰하는 치료 방법을 선택할 수 있다는 말이다. 암의 진행 속도가 느리기 때문에 사망할 때까지 심각한 문제 없이 그냥 지나갈 수도 있다.

이처럼 사망의 직접적인 원인이 되지 않고 다른 병으로 사망한 사람을 해부했을 때 발견되는 암을 '잠복암'이라고 한다. 80세 이상 사망자 중 약 60%에서 잠복암이 발견되었다는 보고가 있다.[36] 이 말은 몰랐어도 될 암의 존재를 불필요한 검사로 알게 된 후 남은 삶이 더 불행해지는 경우가 생길 수 있다는 뜻이다.

하지만 이런 이야기는 결과론적으로 봤을 때 그렇다는 것이다. 전립선암이 다른 부위로 전이되어 사망하는 경우도 있으므로 다양한 관점에서 접근할 필요가 있다.

암이 아니어도 PSA 수치는 높아질 수 있다

PSA 수치는 꼭 암 때문이 아니라 전립선비대증이나 염증이 있어도 올라갈 수 있다. 그래서 PSA 수치가 높아 정밀 검사를 받았더니 전립선암이 아니었다는 위양성 사례가 많다는 점도 문제가 되고 있다. 어쨌거나 현재로선 PSA 검사가 유익하다는 명확한 근거가 불충분하다.

다만 PSA 검사가 비교적 최근에 도입된 검사이므로 장기적인 연구를 통해 그 유효성이 입증될 가능성은 있다. 또 미국예방의학전문위원회는 'PSA 검사 건수가 줄면서 전립선암이 다른 곳으로 전이된 후 발견되는 사례가 증가했다'라는 부정적인 영향을 보고하기도 했다. 이런 이유로 일본 비뇨기과학회에서는 PSA 검사를 권장하고 있다. 현 단계에서 PSA 검사에 관한 결론은 다음과 같다.

- 전립선암을 발견하는 데 확실히 도움이 되는 검사다.
- 다만 생존율 향상이나 수명 연장 효과에 대해서는 명확한 근거가 부족하다.
- 비교적 최근에 도입된 검사이므로 향후 연구를 통해 유효성에 관한 판단이 바뀔 가능성이 있다.

PSA 검사는 현재 과도기 단계이므로 논의가 마무리되려면 조금 더 시간이 필요할 것으로 보인다. 따라서 현시점에서는 PSA 검사의 장단점을 비교한 후 환자 스스로 결정을 내릴 수밖에 없다.

예를 들어 전립선암 가족력이 있어 정기적으로 수치를 확인하고 싶은 사람은 PSA 검사를 받는 게 좋다. 전립선암 가족력이 있다면 자신도 전립선암에 걸릴 확률이 상대적으로 높기 때문이다. 반면 검사의 유효성이 입증되지 않아 불안하다고 생각하는 사람은 PSA 검사를 받지 않는 편이 좋다.

추후 PSA 검사가 사망률을 낮춘다는 유효성이 확실히 증명되면 상황은 분명 달라질 것이다. 언젠가 사람들에게 자신 있게 PSA 검사를 추천할 수 있는 날이 오길 바라는 마음이다.

23

예방과 조기 발견이 불가능한 암 ① 췌장암
'소리 없는 살인마'라 불리는 췌장암의 초기 증상

  암 중에서도 가장 악명 높기로 유명한 암은 바로 췌장암이다. 췌장은 위의 뒤쪽에 위치한 올챙이 모양의 장기로, 음식물을 분해하는 췌액이라는 소화효소와 혈당을 낮추는 인슐린이라는 호르몬을 분비한다.

  그런데 왜 췌장암을 가장 무서운 암이라고 부를까? 췌장암은 초기에 거의 증상이 없고, 증상이 발현한 이후에는 이미 손을 쓸 수 없을 만큼 악화된 경우가 많기 때문이다. 특히 증상이 거의 나타나지 않아 췌장을 '침묵의 장기'라고 부른다.

췌장암을 조기에 발견할 수 있는 효과적인 방법이 있으면 좋겠지만, 현재로서는 유효성이 충분히 입증된 검사 방법이 없다. 미국예방의학전문위원회에서도 췌장암 검진을 D등급으로 판정한 상태다.[37]

췌장암은 발견이 어렵다는 문제뿐 아니라 암으로 진단받은 후 5년 이상 생존하는 비율을 뜻하는 '5년 생존율'이 암 중에서 가장 낮은 8.9%에 불과하다.[38, 39] 그렇다면 조기 발견이 어렵고 생존율도 낮은 이 무시무시한 암과 싸워 이기려면 어떻게 해야 할까?

췌장암을 미리 알아챌 수 있는 세 가지 증상

우선 췌장암에 걸렸을 때 나타날 수 있는 증상을 알아보자. 첫 번째, 원인을 알 수 없는 혈당 급상승은 췌장암 때문일 가능성이 있다. 췌장은 인슐린을 제조하는 공장 역할을 하는데 이 공장에 암이 발생하면 인슐린 분비량이 급격하게 떨어진다. 그러면 혈당 수치를 조절할 수 없게 되어 공복혈당이나 식후 혈당은 물론 혈당의 3개월 평균치를 의미하는 HbA1c 수치도 갑자기 나빠진다.

또 당뇨병 환자는 췌장암에 걸릴 확률이 2배 이상 높다는 논문도 있다.[40] 위험 관리 차원에서라도 혈당을 정기적으로 측정하고 관리하는 일이 중요하다. 규칙적인 식생활에도 불구하고 갑자기 건강검진에서 HbA1c 수치가 높게 나왔다면 췌장암을 의심해야 한다.

두 번째는 복부나 등의 통증이다. 췌장은 그 위치 때문에 후복막 장기로 분류된다. 대부분의 장기는 복막으로 덮여 있는데, 췌장은 복막보다 더 뒤에 위치해 등 쪽에 가깝다. 그래서 콩팥이나 요관과 함께 '후복막 장기'라고 부른다. 후복막 장기에 이상이 생기면 등 쪽에 통증이 발생한다. 예를 들어 요관 결석이나 콩팥에 염증이 생기면 등 아래쪽인 허리에서 통증이 느껴지는 경우가 많다.

그렇다면 췌장암의 경우는 어떨까? 췌장 안쪽에 있는 이자관이라는 관이 막히면 급성 췌장염에 걸리는데, 이때에도 등 쪽에서 통증을 느끼는 경우가 있다. 그러므로 복부나 등에 반복적인 통증이 발생한다면 병원에 가서 진찰을 받아보는 것이 좋다.

세 번째는 피부나 눈의 흰자위가 누렇게 변하거나 가려움증을 느끼는 황달 증세다. 췌장암이 발생하면 췌장을 통과하는 담관이 막혀 담관을 통해 흐르는 담즙이 온몸으로 역류한다. 그 결과 황달 증세가 나타난다.

췌장암의 특징적인 세 가지 증상을 잘 기억해두자. 당신의 건강을 지키는 데 큰 도움이 될 것이다.

췌장암 조기 발견 프로젝트

일본의 한 도시에서 췌장암 환자를 줄이기 위한 '오노미치 프로젝트'라는 연구를 진행해 화제가 되고 있다.[41] 오노미치시의 병원들이 협력해 실시하는 프로젝트다. 먼저 작은 동네병원에서 췌장암 위험도가 높은 사람에게 복부 초음파 검사를 한 뒤 그중 췌장암 가능성이 있는 사람을 선정해 대형병원으로 보낸다. 그러면 대형병원에서 위내시경 검사를 통해 췌장 조직을 채취해 검사를 진행한다. 한마디로 췌장암을 조기에 발견할 수 있도록 효율적인 시스템을 만들자는 취지의 프로젝트다.

이 프로젝트가 시작된 이후 3.1%였던 췌장암 생존율이 16.2%까지 높아지는 등 가시적인 효과가 나와 기대감을 높이고 있다. 다만 과잉 진료의 문제가 발생할 수 있어 전국적인 도입은 신중하게 검토되어야 하겠다.

그렇다면 일상생활에서 췌장암을 예방하기 위해 무엇을 조심해야 할까? 췌장암을 일으키는 요인으로 비만, 당뇨병, 흡연, 과도한 음주 등이 있다. 뻔한 이야기지만 췌장암을 예방하려면 비만과 당뇨를 조심하고, 금연해야 하며 과도한 음주를 피하는 일이 무엇보다 중요하다.

24

예방과 조기 발견이 불가능한 암 ② 식도암, 인두암

음주와 흡연을 하면
찾아오는 병

　식도암이나 인두암 환자는 그다지 많지 않고, 암 발생률로 보더라도 상위 5위 안에 들지 못한다.[42] 하지만 간혹 식도암이나 인두암에 걸린 유명 연예인의 소식을 접한 적이 있을 것이다.

　식도암과 인두암의 주된 원인은 모두 음주와 흡연이다. 일본인을 대상으로 한 연구에서 '담배를 피우는 남성은 인두암 중에서 하인두암이라는 암에 걸릴 확률이 담배를 피우지 않는 사람보다 약 13배 높다'라는 결과가 나왔다. 여기에 과도한 음주까지 더해지면 그 확률은 더 높아진다.[43] 안타깝게도 식도암과 인두암의 예방이나 조기 발견에 효과적인 검사는 아직 없다. 초기 증상이 나타나면 주저하지 말고 병원에 가는 것이 최선의 방법이다.

귀, 목, 가슴에 이상이 나타난다면

식도암에 걸리면 어떤 증상이 나타날까? 식도 내부에 생긴 암 덩어리로 인해 음식물을 삼킬 때 불편함을 느끼거나 가슴 안쪽에 타는 듯한 통증이 발생한다. 또 암이 어느 정도 진행되어 크기가 커지면 음식물이 식도를 쉽게 통과하지 못하고 막히는 증상이 나타나기도 한다. 목소리를 내는 성대 근육을 움직이게 하는 반회 신경으로 암이 전이되면 갑자기 목소리가 쉰 목소리로 변한다.

다음으로 인두암이 무엇인지 알아보자. 인두는 일반적으로 우리가 '목'이라고 부르는 부분을 가리키는 의학적 용어다. 공기가 통하는 길인 동시에 음식물의 통로다. 인두의 윗부분에 목과 귀를 이어주는 '이관'이라는 관이 있는데 이 부분에 암이 발생하면 귀가 막힌 듯한 느낌을 받는다.

또 인두암의 절반 이상은 성대의 '성문'이라는 부위에 발생하는 것으로 알려졌다. 성대 부분에 암 조직이 생기면 목소리가 잠긴다. 이런 증상이 나타나면 인두암을 의심해봐야 한다. 인두암 조직이 커지면 음식물을 삼키기 어려워지고, 폐로 통하는 기관지를 막아 호흡곤란 증세가 나타난다.

위내시경 검사로 발견되는 식도암과 인두암

식도암의 전문 진료과는 소화기내과와 내과다. 인두암의 전문 진료과는 이비인후과이지만 일반적으로 내과에서 먼저 진료를 받아도 된다.

앞에서 말했듯 식도암과 인두암의 조기 발견에 효과적인 검사는 아직 없지만, 위내시경 검사로 이 두 가지 암이 발견되기도 한다. 따라서 발병 위험도가 높다고 생각하는 사람은 위암 검사를 할 때 위장조영 검사보다 위내시경 검사를 선택하면 식도암과 인두암을 조기에 발견하는 데 도움이 될 것이다.

인두암 중에서도 중인두암의 경우 구강성교를 통해 HPV 바이러스가 구강 내 감염을 일으켜 암으로 진행되기도 한다. 이를 예방하기 위해 HPV 바이러스 예방접종은 꼭 받는 게 좋다.

예방과 조기 발견이 불가능한 암 ③ 방광암
흡연자의 혈뇨는 방광암의 유력한 단서

일본의 한 배우는 허리 부위로 전이된 방광암의 통증을 참으며 영화 촬영을 계속했다. 연명치료를 거부한 그는 40세라는 젊은 나이에 세상을 떠났다.

요즘 방광암은 암 중에서도 비교적 완치가 쉬운 암으로 인식된다. 초기에 발견하면 요도에 내시경을 삽입해 암 조직만 절제하는 수술도 가능하다. 다만 모든 경우의 방광암에 효과적인 검사 방법이 없다는 이유로 미국예방의학전문위원회는 방광암 검사를 D등급으로 분류했다.[44]

방광과 전립선은 위치가 매우 가까워 방광암의 증상 또한 전립선암이나 전립선비대증의 증상과 유사하다.

소변색이 보내는 이상 신호를 무지하지 마라

방광암은 방광 안쪽 점막에 발생하는 경우가 많다. 그래서 암 덩어리가 방광을 자극해 화장실에 가는 횟수가 늘어난다. 발생하는 부위에 따라 다르지만 소변이 지나가는 길인 요도 근처에 암이 발생하면 배뇨통이 생기기도 한다. 암이 더 진행되어 요도와 방광이 통하는 길을 막으면 소변이 나오지 못해 극심한 복통이 발생한다.

가장 일반적으로 나타나는 증상은 혈뇨로, 눈으로 확인 가능할 정도의 붉은색 소변을 볼 때가 있다. 그러다 다시 원래의 소변색으로 돌아오거나 연한 갈색 정도의 색으로 바뀐다. 처음 혈뇨를 보면 깜짝 놀라도 정상으로 되돌아오면 '괜찮겠지' 하며 방심하기 쉽다. 하지만 소변색이 이상하다는 건 내 몸에 문제가 생겼다는 신호로 받아들여야 한다. 이러한 증상이 나타나면 방광암의 전문 진료과인 비뇨의학과를 찾아 반드시 진찰을 받아야 한다.

만약 건강검진 항목에 포함된 요잠혈 검사 결과가 양성으로 나왔다면 어떻게 해야 할까? 특히 40세 이후 요잠혈 검사에서 양성이 나왔다면 적어도 방광암 여부를 확인해보는 게 좋다. 요잠혈 수치가 +2 이상이면서 40세 이상이라면 반드시 재검사를 받아야 한다.

담배를 피우면 방광암 발생률이 높아진다

방광암의 발생률을 가장 높이는 행위는 바로 흡연이다. 일본인을 대상으로 한 연구 데이터를 분석했더니 흡연자의 경우 방광암에 걸릴 확률이 약 2배 높다는 결과가 나타났다.[45] 만일 흡연자인데 요잠혈 검사에서 양성이 나왔다면 상황을 더 심각하게 받아들이고 하루빨리 검사받기를 추천한다.

흡연 외에도 화학약품 노출, 방광 결석, 진통제 및 항암제 등도 위험인자로 꼽힌다. 직계가족 중 방광암 환자가 있으면 걸릴 확률도 높은 편이다. 따라서 흡연자가 아니더라도 다른 위험 요인을 갖고 있는 경우 정기적인 검사를 통해 방광암 예방에 신경 써야 한다.

방광암은 완치가 쉬운 만큼 재발도 잘 되는 암이다. 수술 후 첫 1~2년간은 3개월 간격으로 정기적인 추적 검사를 해야 한다. 금연도 필수다. 금연을 바로 실천하는 것이 재발과 예방의 지름길임을 잊지 말자.

26

절대 놓쳐선 안 되는 위험 신호
암의 공통된 세 가지 초기 증상

    사람들은 몸이 아파야 뒤늦게 병원을 찾는다. 몸에서 이상한 낌새를 느껴도 아프지 않으면 병원에 갈 생각을 도통 하지 않는다. 통증 같은 증상이 나타나야 치료를 서두르는데, 그때 병원을 찾으면 암이 상당히 진행된 경우가 많다. 반드시 초기 증상이 나타나면 몸이 보내는 구조 신호라 여기고 병원을 찾아야 한다. 그렇다면 암이 발생했을 때 나타나는 공통적인 증상은 무엇일까? 세 가지로 다음과 같다.

첫 번째, 원인을 알 수 없는 체중 감소

암세포는 숙주인 인간의 단백질이나 지방을 에너지원으로 사용해 성장한다. 그래서 암 덩어리가 커질수록 체중이 줄어든다.

암으로 인해 근육량이 줄어들고 체중이 감소하며 쇠약해지는 상태를 의학 용어로 '커켁시아^{Cachexia}'라고 한다. TV에 나오는 연예인을 보고 어쩐지 예전보다 살이 빠지고 힘이 없어 보인다고 생각했는데 나중에 알고 보니 암 투병 중이었다는 사실을 알게 된 경험이 있을 것이다. 그처럼 암이 발생하면 피부색이나 체중 등에 눈에 띄는 변화가 일어난다.

특별히 전과 다를 게 없는데 6개월에서 1년 사이에 체중이 5% 이상 감소했다면 의학적으로 건강에 이상이 있다고 본다. 원인을 알 수 없는 체중 감소가 일어난다면 일단 내과를 방문해 진찰을 받아보는 것이 좋다.

두 번째, 원인을 알 수 없는 열

원인을 알 수 없는 열을 의학 용어로 '불명열'이라고 한다. 자세히 설명하면 3주 이상 38도 이상까지 열이 올랐다 내렸다 하는 상태를 말한다. 여러 가지 검사를 해도 열이 나는 특별한 원인을 찾을 수 없을 때 암을 의심해볼 수 있다.

일반적으로 열이 발생하는 원인이 세균이나 바이러스라면 우리 몸의 면역체와 외부에서 들어온 적의 싸움이 끝나는 순간 열은 내려가게 되어 있다. 그런데 열이 나는 원인이 암 때문이라면 이야기가 다르다. 암이 너무 커져서 부서질 때 또는 암 덩어리 자체에서 '사이토카인Cytokine'이라는 단백질을 방출하는데, 이 물질이 뇌의 시상하부를 자극함으로써 열이 난다. 암세포가 사람 몸에 사는 긴 시간 동안 계속 사이토카인을 방출하기 때문에 주기적으로 열이 발생하는 것이다. 이를 의학 용어로 '종양열'이라고 한다. 열과 함께 식욕 저하, 구역질, 권태감 등의 증상이 동반된다.

물론 다른 원인으로 열이 날 가능성도 있다. 다만 감기에 걸리지도 않았는데 열이 올랐다 떨어졌다 하는 상태가 일정 기간 계속된다면 반드시 진찰을 받아봐야 한다.

세 번째, 계속된 출혈

암이 커지면 암 조직 자체에서 출혈이 발생한다. 암 종류에 따라 출혈의 양식은 다르게 나타난다. 식도암의 경우 토혈(입에서 피를 토하는 것) 증상이 나타나고, 폐암은 피가 섞인 가래가 나오거나 객혈 (언뜻 보기에는 토혈과 구분이 쉽지 않지만 객혈은 폐에서 출혈이 일어나는 것) 증상이 나타난다. 위암은 위에서 출혈이 발생해 그 피가 장을 통과하며 위산 등에 닿아 검게 변하기 때문에 대변색이 검게 변한다. 대장암은 장에서 출혈이 발생해 피가 그대로 배출되기 때문에 붉은 피가 섞인 혈변이 나온다. 방광암이나 전립선암은 소변에 피가 섞여 나오고, 자궁암은 암이 장이나 방광에 전이되어 변비나 혈뇨 증상이 나타난다.

생리나 치질로 인한 출혈이 아닌데도 불구하고 일정 기간 계속해서 출혈이 발생한다면 몸에 이상이 생겼을 가능성이 크다.

27

암 진단의 옵션 검사
종양표지자 검사는 무의미하다

'종양표지자 검사'라는 말을 들어본 적이 있는가? 인체에 암이 발생하면 혈액 내 특정 단백질이나 호르몬 등의 수치가 상승하는데, 이를 '종양표지자'라고 한다. 예를 들면 CEA(폐암·위암 등), CA125(난소암), CA19-9(췌장암) 등을 말한다. 이는 혈액검사를 통해 쉽게 확인할 수 있다.

건강검진의 추가 검사 항목 중 종양표지자 검사가 포함된 나라들이 있다. 하지만 일본에서는 한 가지의 종양표지자를 측정할 때마다 비용이 드는데, 모든 종양표지자를 검사하려면 1만 엔(한화로 약

10만 원) 정도가 소요된다. 결코 저렴한 비용이 아니다.

현재 건강하고 별다른 이상이 없는 사람이라면 건강검진에서 종양표지자 검사를 받더라도 별 의미가 없다. 종양표지자 검사는 초기 단계의 암을 발견하는 데 전혀 도움이 되지 않기 때문이다.

종양표지자 검사 수치는 다른 요인으로도 오른다

종양표지자 검사가 의미 없는 이유는 무엇일까? 이를 알기 위해 폐암에 걸렸을 때 수치가 높아지는 CEA라는 종양표지자 검사에 대해 알아보자. CEA 수치는 5ng/mL 이하가 기준치로, 이 수치를 초과하면 양성일 가능성이 크다.

그런데 CEA 수치를 측정하는 것이 암 진단에 별 도움이 되지 않는 이유는 암 이외의 요인으로도 이 수치가 높아질 수 있기 때문이다. 예를 들어 당뇨병 등의 생활습관병이나 흡연으로도 수치가 상승할 수 있다.

병원을 찾는 외래 환자 중 'CEA 양성. 정밀 검사 요망'이라고 적힌 종이를 갖고 오는 경우가 종종 있다. 이 환자들에게 종양표지자 검사에 대해 설명하면 일부는 '그런 검사인 줄 몰랐다', '만약 알았다면 굳이 검사를 받지 않았을 것'이라는 반응을 보인다.

종양표지자 검사 수치가 암과 직결될 정도로 연관성이 크다면 의미가 있겠지만, 다양한 요인에 의해 그 수치가 상승할 수 있다면 암의 선별 진단에는 그다지 효과적이지 않다고 할 수 있다.

하지만 종양표지자 수치가 매우 큰 폭으로 상승한 경우라면 의미가 있다. 예를 들어 CEA 수치가 10ng/mL를 넘으면 '강양성'이라 하여 이 경우에는 암일 가능성이 크다. 다만 안타깝게도 이 정도로 수치가 나오면 암 발병 초기가 아니라 상당히 진행된 경우가 더 많다. 즉 조기 발견의 목적에 별로 부합하지 않는다. 그래서 종양표지자 검사보다 암을 조기에 발견하는 데 더 효과적인 다른 검사를 권하고 싶다.

유감스러운 일이지만 환자에게 종양표지자 검사의 한계에 대한 설명을 생략한 채 불필요한 검사를 남발하는 병원도 있다. 물론 사람마다 의견이 다를 수 있으므로 종양표지자 검사를 절대 받지 말라고 말하는 건 아니다. 단지 비용 대비 효과가 매우 떨어지는 검사라는 사실은 알았으면 한다. 그나마 종양표지자 검사 중 유효성에 관한 논의가 이루어지고 있는 것은 오직 전립선암의 종양표지자 PSA 검사뿐이다(자세한 내용은 131쪽 참조).

28

X선 촬영을 너무 자주 하면 암에 걸린다?
숫자로 알아보는 방사선 피폭

사람들은 건강검진에서 흉부 X선 촬영이나 위장조영 검사, 그리고 추가 검사로 CT 검사, MRI 검사 등을 받게 되면 방사선 피폭을 걱정한다. 과연 이 검사들은 건강에 악영향을 줄까?

일단 MRI 검사는 방사선 피폭이 되지 않는다. MRI는 X선을 이용하지 않고 자력에 의해 발생하는 자기장을 이용하는 자기공명영상이다. 그래서 방사선 피폭과 관련이 없다. 방사선 피폭은 X선을 사용하는 X선 촬영 검사와 CT 검사에 해당하는 문제다.

그러면 방사선 피폭의 원리에 대해 알아보자. 인간이 방사선에

방사선과 DNA의 관계

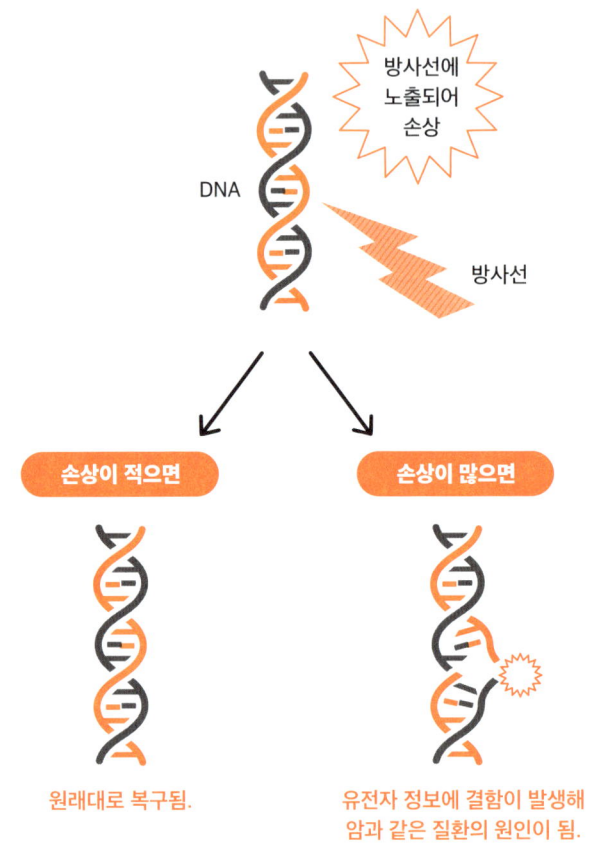

노출되면 인체의 설계도 역할을 하는 DNA가 손상된다. 무릎의 까진 상처가 나으면서 딱지가 생기는 것처럼 DNA는 손상된 부분을 복구하려고 애쓴다. 손상된 부분이 적으면 원래대로 잘 복구되지만 손상된 부분이 크면 유전자 정보에 결함이 생긴다. 베인 상처나 찰과상이 심하면 나은 뒤에도 흉터가 생기는 것과 마찬가지다. 이 과정에서 유전자 정보에 문제가 발생하면 암이나 백혈병(혈액암)을 일으키는 원인이 된다.

방사선이 우리 몸에 미치는 위험성

그렇다면 여기서 말하는 심한 손상의 기준은 어느 정도일까? 방사선 피폭량을 구체적인 수치로 나타내는 단위를 '시버트^{Sievert}'라고 한다. 이를 기준으로 하면 1회 피폭량이 100mSv(밀리시버트)를 초과하면 발암 위험성이 있다고 여겨진다. 현재까지는 100mSv 이하에서 발암 위험성이 높아진다는 명확한 근거가 없다.

히로시마와 나가사키에 원자폭탄이 투하되었을 당시 기록에 따르면 어떤 지역은 피폭량이 200mSv를 초과했다. 그 지역의 피폭자 약 12만 명을 대상으로 한 연구 결과를 보면 암과 같은 원폭 후유증을 호소하는 사람들이 많았다.[46]

동일본 대지진의 원자력발전소 사고 당시는 어땠을까. 도심의 피폭량은 100mSv 이하로 사람들에게 미치는 영향은 거의 없었다. 그러나 원자로 근무자들의 피폭량은 무려 4,000~6,000mSv나 되었다. 사망자뿐 아니라 후유증이 발생한 사람들이 많았다. 이처럼 방사선 피폭량이 일정 기준을 초과하면 끔찍한 결과를 초래한다.

X선 촬영 검사나 CT 검사의 피폭량은 어떨까? X선 촬영 검사 시 피폭되는 방사선의 양은 1회에 약 0.05mSv, 위장조영 검사는 4~5mSv, 흉부 CT 검사는 6.9mSv 정도다. 1회 검사에서 몇 번씩 반복 촬영을 하지 않는 이상 100mSv에는 한참 못 미치는 수준이다. 기본적으로 이러한 검사에서 피폭되는 방사선의 양은 어떠한 증상이 나타날 정도는 아니라는 의미다. 단 후유증에 관한 근거는 없지만 CT 촬영으로 DNA가 손상되었다는 근거는 있으므로 검사를 여러 번 받는 것은 바람직하지 않다.

한편 폐암 검사인 저선량 CT는 'DNA 손상이 거의 없다'라는 사실을 입증한 연구 결과가 발표되었다.[47] 이왕이면 피폭량을 줄이는 게 가장 좋기는 하지만, 해당 검사로 질환을 발견하는 이익이 더 클 수 있으므로 무조건 검사를 피하는 것만이 최선은 아니다.

29

암검진은 몇 살까지 받아야 할까?
75세를 기준으로 삼는 이유

암검진은 죽을 때까지 계속 받는 게 아니다. 더 이상 받을 필요가 없는 타이밍이 있다. 예를 들어 90세 노인은 암이 발견되었다고 해도 수술을 견딜 수 있는 체력이 없으므로 경과 관찰을 하는 경우가 많다. 투약이나 방사선치료 역시 오랜 시간이 필요하고 치료 과정도 고통스럽기 때문에 적극적으로 권하지 않는다. 남은 삶에서 진정한 행복이 무엇인지를 생각한다면 고령 환자에게 항암치료는 장점보다 단점이 더 많지 않을까?

개인의 가치관에 따라
암검진 종료 시점이 달라진다

일본에서는 몇 세까지 암검진을 받으라는 규정이 없어 언제까지 건강검진을 받아야 하는지 고민될 때가 있다. 반면 미국예방의학전문위원회는 연구 결과에 기초해 암검진 권장 연령 기준을 제시하고 있다.[48~51]

오른쪽 표를 살펴보면(위암에 관한 내용은 일본과 한국의 논문 참조)[52~54] 암 종류에 따라 권장 연령은 각각 다르지만, 대부분 75세를 넘으면 검사를 권하지 않는다.

검진 종료 시기에 대한 기준은 암이 발견되어도 체력적으로 수술을 이겨내기 어렵다는 점, 검진을 받더라도 결과적으로 사망률에 영향이 없다는 사실 등에 기초해 결정되었다. 이는 미국의 기준이므로 모든 사람에게 그대로 다 적용할 수 없지만, 75세라는 나이를 기준으로 삼는 것은 참고해도 좋을 것 같다. 반면 75세에도 일을 열심히 할 정도로 건강한 사람이라면 80세까지 검진을 받는 것도 좋은 선택일 수 있다.

그래서 암검진을 그만두는 시기는 객관적인 기준보다 개인의 삶이나 가치관에 따라 달라진다. 암 확진을 받아도 치료할 수 없는 고령의 시기라 해도 '확실하게 검사한 후 남은 인생을 어떻게 보낼지 결정하고 싶다'라고 생각할 수 있다. 반대로 '치료할 수 없다면 검진을 해서 암을 발견하는 게 의미가 없다'라고 생각할 수도 있다.

이런 이유로 평소 가족과 가치관을 공유하는 일이 매우 중요하다. 가족회의를 통해 몇 살까지 암검진을 받을 건지 정해두는 것도 좋은 방법이다. 올해부터 암검진을 받지 않겠다는 결정은 넓은 의미에서 자신의 남은 인생을 잘 마무리하려는 행동으로 볼 수 있다.

미국의 암검진 권장 연령 기준

암의 종류	연령	주요 검사
폐암	50~80세	저선량 CT/ 1년 ※ 담배를 하루 한 갑 이상 피우는 생활을 30년 이상 지속한 경우
대장암	50~75세	분변잠혈 검사/ 1년 대장내시경 검사/ 10년
자궁암	20~29세 30~65세	세포진 검사/ 3년 세포진 검사+HPV 검사/ 5년
유방암	50~74세	맘모그래피 검사/ 2년
위암	50세 이상	위내시경 검사/ 2~3년 위장조영 검사/ 1~3년

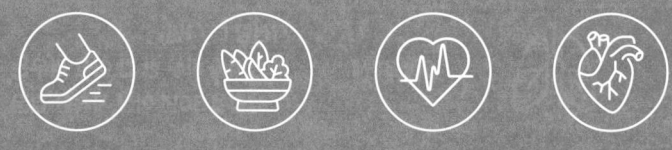

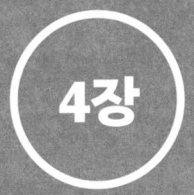

건강수명을 연장하는 최고의 식사법

약과 음식은 근원이 같다는 '의식동원醫食同源'이라는 말처럼 음식은 건강의 근원이다. 이번에는 몸에 좋은 음식과 해로운 음식 그리고 병에 잘 걸리지 않는 식습관에 대해 알아보자. 건강에 도움 되는 보충제나 피해야 할 첨가물도 소개한다.

30

다이어트, 우울증, 당뇨병에 효과적
지중해식 식단은 최강의 식사법

건강을 지키는 식사법과 관련해 다양한 연구들이 진행되고 있는데, 현재까지 수명 연장 효과가 가장 뛰어난 식사법은 바로 지중해식 식사다. '지중해식 식사'란 말 그대로 지중해 연안의 이탈리아와 그리스 등에서 예로부터 즐겨 먹던 식생활 문화를 가리킨다. 그들이 일상적으로 먹는 식재료와 특징은 다음과 같다.[1]

- 통곡물, 신선한 과일, 채소 위주의 식단
- 음식에 견과류와 올리브유를 많이 사용한다.

- 붉은 육류의 섭취량은 적고, 생선을 많이 섭취한다.
- 달걀은 주 4개 미만으로 섭취한다.
- 식사할 때 과하지 않을 정도의 와인을 곁들인다.
- 가공식품은 되도록 먹지 않는다.

언뜻 머릿속에 떠오르는 이미지는 주요리로 생선을 선택했을 때의 이탈리안 코스 요리에 가깝다. 지중해식 식사 재료 중 통곡물은 곡물을 도정하는 과정에서 사람이 먹을 수 없는 겉껍질을 제거하고 식용이 가능한 속껍질, 배유, 배아 세 가지가 모두 그대로 남아 있는 곡물을 말한다. 현미와 통밀을 사용해서 만든 빵이나 메밀면 등도 여기에 해당한다.

지중해식 식단의 놀라운 건강 효과

예로부터 영국이나 미국에 비해 지중해 주변의 나라와 크레타섬에는 고혈압, 당뇨병 같은 생활습관병 환자가 적고 장수하는 사람들이 많았다. '지중해식 식사가 건강에 좋은 영향을 미치기 때문일까?'라고 생각한 연구원들이 다양한 연구를 진행한 결과 다음과 같은 사실이 입증되었다.

- 심근경색과 같은 심장질환의 위험도가 30% 감소했다.[2]
- 뇌졸중, 치매, 우울증의 발병 확률이 저하되었다.[3]
- 건강수명이 연장되었다.[4]
- 당뇨병에 걸릴 확률이 낮아졌다.[5]

결론적으로 지중해식 식사는 모든 면에서 건강에 좋은 영향을 끼친다고 할 수 있다. 뿐만 아니라 다이어트 효과도 뛰어난 것으로 밝혀졌다. 저탄수화물 식단, 지중해식 식단, 저지방 식단을 비교한 'DIRECT 시험'이라는 연구에서 지중해식 식단은 최초 3~4개월 동안의 체중 감량 속도는 저탄수화물 식단에 뒤지지만, 2년 정도의 장기간으로 비교하면 다이어트 효과가 비슷하다는 결과가 나타났다.[6] 뒤의 그래프를 보면 초반에 감량 속도가 빨랐던 저탄수화물 식단은 6개월 만에 다시 원래의 체중으로 되돌아가는 경우가 많다.

건강을 위한다면 지중해식 식단 추천

지중해식 식사는 건강과 다이어트라는 두 가지 측면에서 효과를 기대할 수 있는 최고의 식사법이다. 다만 한 가지 문제점이 있다. 이 식사법이 동양인에게는 익숙하지 않다는 점이다. 우리의 식탁

지중해식 식단의 다이어트 효과

이 그래프는 약 320명의 실험 참가자들을 저지방식, 지중해식, 저탄수화물식의 3개 그룹으로 나누어 2년 동안 경과를 관찰한 결과다.

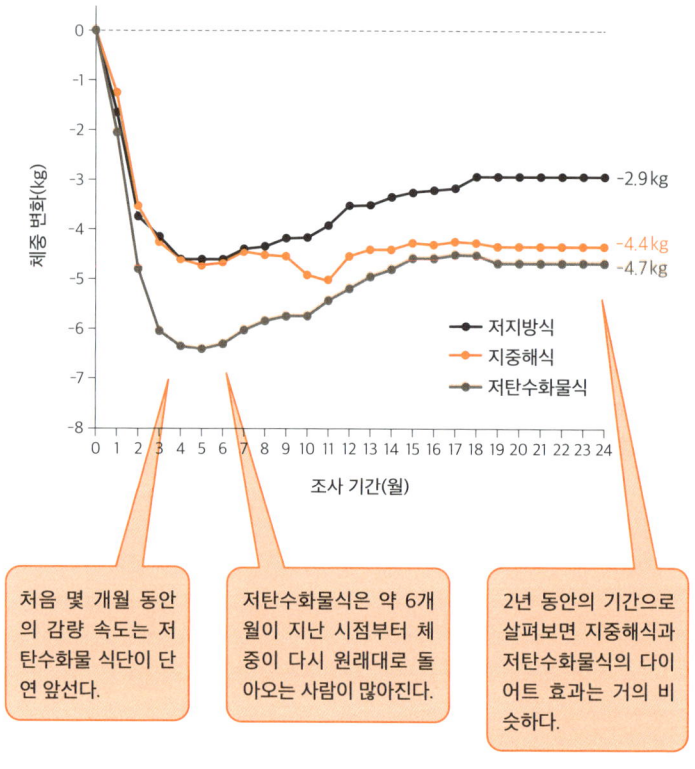

처음 몇 개월 동안의 감량 속도는 저탄수화물 식단이 단연 앞선다.

저탄수화물식은 약 6개월이 지난 시점부터 체중이 다시 원래대로 돌아오는 사람이 많아진다.

2년 동안의 기간으로 살펴보면 지중해식과 저탄수화물식의 다이어트 효과는 거의 비슷하다.

에 견과류나 올리브유가 올라가는 일은 흔치 않고, 해산물 파에야나 아쿠아파짜(이탈리아식 생선찜)를 즐겨 먹는 사람도 거의 없다.

하지만 걱정하지 않아도 된다. 낯선 지중해식 메뉴만 고집할 필요 없이 평소 먹는 음식에 지중해의 맛을 더하는 것만으로도 지중해식 식사를 즐길 수 있다. 방법은 다음과 같다.

- 음식을 조리할 때 올리브유를 사용한다.
- 술을 마실 때 맥주 대신 와인을 마신다(생각보다 와인은 여러 음식과 두루 잘 어울린다).
- 백미에 배아미나 현미를 섞어 통곡물의 비율을 높인다.
- 된장국이나 장아찌는 싱겁게 만든다(염분 섭취량을 줄인다).
- 술안주는 짭짤한 과자 대신 견과류로 한다.

올리브유에 익숙하지 않은 사람은 해바라기씨유(카놀라유)를 사용해도 좋다. 해바라기씨유에는 올리브유와 마찬가지로 올레산(오메가9 불포화지방산)이 많이 함유되어 있어 비슷한 효과를 기대할 수 있다.

식단에 낫토와 된장을 추가하자

지중해식 식단에 한국과 일본 음식에서 빼놓을 수 없는 발효식품을 추가해 먹어보자. 일본인 9만여 명을 대상으로 한 연구에서 '발효시키지 않은 대두 제품(두부 등)의 섭취량은 수명과 관련이 없지만, 낫토와 된장 등 발효시킨 대두 제품의 섭취량이 많을수록 사망 위험도를 낮추는 효과가 있다'라는 결과가 발표되었다.[7] 낫토나 된장은 건강에 좋다는 말이 사실로 증명된 셈이다.

낫토는 천연 여성호르몬제라고 부를 만큼 갱년기 여성에게 좋은 음식이다. 골다공증 예방에 도움이 되며 알레르기, 두르러기, 천식 등의 증상을 완화시킨다.

슈퍼푸드로 알려진 낫토는 먹을 때 겨자를 추가하면 항균 작용이 더해진다. 특히 저녁에 먹는 것이 혈전을 예방하는 데 효과적이다. 된장국을 섭취할 때는 염분을 과다 섭취하지 않도록 주의한다.

이처럼 지중해식 식사의 좋은 점을 우리 식탁에 도입해보자. 맛과 건강을 동시에 챙기는 최고의 건강 맞춤 식단을 만들 수 있다.

31

효과는 좋으나 리바운드를 조심하라!
저탄수화물 다이어트의 장단점

   수많은 다이어트법이 있지만 요즘 가장 인기 있는 다이어트 방법은 단연코 '저탄수화물 다이어트(저당질 다이어트)'다. 실제 과당과 탄수화물 과잉 섭취는 비만의 대표적인 원인이다. 저탄수화물 다이어트로 알려진 여러 방법 중 대표적인 4가지 방법을 소개한다.

- **로카보 다이어트** : 한 끼 탄수화물 섭취량을 20~40g 정도로 제한한다(느슨한 당질 제한).
- **앳킨스 다이어트** : 1970년대에 미국의 심장질환 박사인 로버

트 앳킨스가 고안해낸 다이어트 방법. 탄수화물은 하루 20g 이하로 섭취하되 식이섬유 형태로만 섭취해야 하므로 다소 엄격한 편이다.

- **팔레오 다이어트** : 사냥과 채집 중심이었던 구석기 시대의 식단으로 돌아간다는 콘셉트의 다이어트법. 곡물, 빵, 고구마류 등은 섭취하지 않는 대신 고기나 생선, 과일, 채소는 양을 제한하지 않고 마음껏 먹는다.
- **키토제닉 다이어트** : 탄수화물은 하루 50g 이하로 제한하고, 하루에 필요한 열량 중 60% 이상을 지방으로 섭취하는 다이어트 방법. 일상생활에 필요한 에너지원으로 탄수화물 대신 체내에서 지방이 분해되었을 때 생성되는 케톤을 사용함으로써 체지방을 감량한다.

같은 저탄수화물 다이어트 방법이라 하더라도 내용을 살펴보면 각각 조금씩 차이를 보인다. 실천 방법은 조금씩 달라도 탄수화물 섭취량을 줄여서 살을 뺀다는 공통점이 있다.

저탄수화물 다이어트, 장기적으로 해도 될까?

결론부터 말하자면 저탄수화물 다이어트는 단기적으로는 체중 감량에 효과가 있다. 지중해식 식사에서 예로 든 'DIRECT 시험' 결과에서도 알 수 있듯 저탄수화물 다이어트의 초기 체중 감량 속도는 가장 압도적으로, 평균 3개월 동안 6kg의 감량 효과가 있는 것으로 나타났다. 또 약 1,000명의 비만인을 대상으로 한 분석에서도 저탄수화물 다이어트를 통해 약 7kg의 체중 감소를 비롯해 혈압, HbA1c 수치 저하 등의 효과가 있다는 사실이 입증되었다.[8]

그렇다면 저탄수화물 다이어트를 장기적으로 지속할 경우 인체에 어떤 영향을 미칠까? 미국의 성인 약 4만 명을 대상으로 한 연구에서 저탄수화물이나 저지방 다이어트가 사망률에 영향을 미치지 않는 것으로 나타났다. 하지만 탄수화물을 제한한 만큼 양질의 동물성 단백질이나 지방 등을 섭취해야 하는데, 그렇지 못한 사람은 사망률이 높아졌다는 결과가 보고되었다.[9]

또 미국의 1만 5,000여 명을 대상으로 한 다른 연구에서는 저탄수화물 다이어트를 할 때 돼지고기 등 동물성 단백질을 많이 섭취한 사람의 사망률은 높아졌고, 통곡물로 만든 빵 등 식물성 단백질을 많이 섭취한 사람의 사망률은 낮아졌다는 결과가 나왔다.[10]

두 연구에서 알 수 있듯 탄수화물의 섭취를 제한하면 확실히 몸에 해롭다고 입증된 사실은 없다. 하지만 그 부분을 무엇으로 대체할 것인지에 대한 고민은 필요해 보인다.

우리 뇌는 에너지원으로 당만 고집한다. 그래서 제한하는 일은 생각보다 매우 어렵다. 그만큼 저탄수화물 다이어트는 지속하기 어려운 다이어트법이기도 하다.

최고의 다이어트법은 장점만 골라서 취하는 것

그렇다면 어떤 다이어트를 해야 효과가 좋을까? 저탄수화물 다이어트 식단과 지중해식 식단 중 하나를 선택할 것이 아니라 두 가지 방법을 적절하게 조합함으로써 다이어트 효과를 높이는 것이 중요하다.

가장 추천하고 싶은 방법은 저탄수화물 다이어트로 시작하되 지중해식 식단으로 유지하는 것이다. 초기에는 탄수화물의 섭취를 줄여 체중 감량 속도를 올리고, 다이어트를 지속할 힘이 떨어질 때쯤 지중해식을 주요리로 대체하는 식이다. 이렇게 하면 두 가지 다이어트의 결점을 서로 보완하면서 단기적으로도 장기적으로도 큰 효과를 볼 수 있다.

32

술을 마시는 올바른 방법
위험 음주가 아니라 적정 음주로

술을 대하는 방법은 예방의학에서 매우 중요하다. 우선 음주는 암 발생 위험도를 높인다. 세계암연구기금WCRF과 미국암연구협회 AICR의 보고서에도 음주는 구강암, 인두암, 후두암, 식도암, 유방암, 대장암(남성)의 발생 확률을 높이는 것으로 나타났다.[11] 소량의 음주는 심장질환의 발생률을 낮추는 효과가 있다는 논문도 있지만, 암에 걸릴 확률은 더 높아진다.[12]

세계적 의학학술지 《랜싯》에 실린 분석에서도 '음주는 심장질환에 걸릴 위험을 낮추기는 하지만, 암이나 교통사고 등으로 인한 사

망률이 높아지므로 득과 실을 종합적으로 고려하면 권장하지 않는다'라고 밝히고 있다.[13]

또 '소량이나 적당량의 음주가 건강에 도움이 되므로 꼭 마시는 것이 좋다'라고 말할 수 있는 근거는 없다. 하지만 애주가에게 앞으로 술을 한 방울도 마시지 말라고 하면 참을 수 있을까? 어쩌면 스트레스로 인해 술에 더 의존하게 될지도 모른다.

술을 먹고 얼굴이 붉어진다면 음주로 암에 걸릴 위험성이 높다

술을 특별히 더 조심해야 하는 사람이 있을까? 술을 아무리 많이 마셔도 끄떡없는 사람이 있는가 하면, 단 한 모금만 마셔도 금세 취하는 사람이 있듯 술은 개인차가 매우 크다. 그중 특별히 주의가 필요한 사람은 얼굴은 빨개지지만 아예 못 마시지는 않는 사람이다.

얼굴이 빨개지는 사람을 지칭한 이유는 무엇일까? 얼굴이 붉어지는 사람과 그렇지 않은 사람은 유전자가 다르기 때문이다.

알코올이 체내에 들어가면 알코올탈수소효소(ADH, Alcohol Dehydrogenase)에 의해 분해되어 얼굴을 붉게 만드는 아세트알데하이드라는 물질로 변환된다. 아세트알데하이드는 알데하이드 탈수소효소(ALDH,

Aldehyde Dehydrogenase에 의해 아세트산으로 분해되었다가 마지막에 물과 이산화탄소가 된다.

알데하이드 탈수소효소는 술을 많이 마셔서 아세트알데하이드 농도가 급격하게 올라갈 때 반응하는 1형ALDH1, 낮은 농도에서도 반응하는 2형ALDH2으로 나뉜다. 대부분의 사람은 ALDH2를 사용해 알코올을 분해하는데, ALDH2의 분해 능력은 유전자에 따라 다르다.

ALDH2의 활성이 약하면 아세트알데하이드를 제대로 분해하지 못해 체내에 남겨두면서 얼굴이 붉어진다. 또 유전적으로 ALDH2가 비활성 상태이거나 결여된 사람은 아세트알데하이드를 전혀 분해하지 못해 아무리 노력을 해도 술을 잘 마시지 못한다.

아세트알데하이드는 암을 유발하는 물질이므로 효소에 의해 분해되지 않으면 인두나 식도에 그대로 축적되기 때문에 암에 걸릴 위험성이 높아진다.[14,15]

약 10만 명의 일본인을 대상으로 한 추적 조사를 통해 '알코올 섭취량이 일주일에 151~300g이면 방광암에 걸릴 확률이 높아진다'라는 내용의 논문이 발표되었다.[16] 알코올 섭취량을 기준으로 알코올 20g은 맥주 500mL, 소주 2잔, 와인 200mL라고 기억하면 이해하기 쉽다.

일본인 중 거의 절반은 ALDH2의 활성이 약하다고 알려져 있다. 조금만 마셔도 금방 얼굴이 붉어진다면 자신의 유전자 특성을 이

알코올 분해 과정

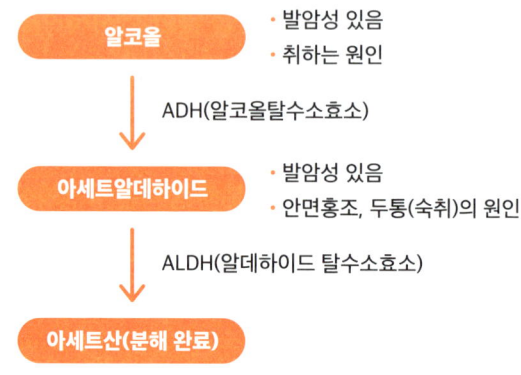

해하고 과도하게 술을 마시지 않도록 주의해야 한다. 물론 얼굴이 붉어지지 않는 사람도 방심은 금물이다.

숙취가 없는 사람도 안심하지 마라

지금까지 알코올 분해의 2단계에 관해 알아보았다. 그런데 1단계, 즉 알코올 자체를 분해하는 효소인 ADH에도 강한 유전자와 약한 유전자가 따로 있다는 사실을 아는가?

ALDH2는 정상이지만 ADH 활성이 약한 사람이 있다고 가정해보자. 이런 사람은 알코올 분해 과정 중 2단계는 정상적으로 이루어지기 때문에 얼굴이 붉어지는 안면홍조는 나타나지 않는다. 하지만 1단계에서 알코올 분해가 제대로 이루어지지 않기 때문에 섭취한 알코올이 체내에 차곡차곡 쌓인다. 이런 사람은 울렁거림, 구토 증상의 원인이 되는 아세트알데하이드가 체내에 남아 있지 않지만, 발암성이 있는 알코올이 체내에 그대로 축적되어 암을 유발할 수 있다.

알코올과 아세트알데하이드, 두 가지 모두 발암성이 있기 때문에 ADH 활성과 ALDH2 활성 모두 중요하다. 분해 1단계인 ADH의 활성이 약한 사람은 안면홍조처럼 눈에 보이는 특징은 없다. 아세트알데하이드가 제대로 분해되기 때문에 본인도 자각하기 어렵다. 그나마 특징이라고 한다면 알코올이 느리게 분해되어 다음 날까지 술기운이 남아 있거나 술냄새가 오래 난다는 점을 들 수 있다.

ADH 활성을 확인할 수 있는 유전자 검사가 있으므로 자신이 어떤 체질인지 궁금하다면 검사를 받아보길 권한다. 술을 마셨을 때 얼굴이 붉어지거나 다음 날까지 술기운이 남아 있는 사람이라면 무엇보다 과음하지 않는 게 중요하다.

술을 마시지 않는 '간이 쉬는 날'을 정하는 것만으로는 부족하다

당연한 말이지만 과음은 누구에게나 해롭다. 따라서 알코올 분해 능력이 뛰어난 유전자를 타고난 사람이라도 방심해서는 안 된다. 술을 좋아하는 사람 중에는 과음을 피하기 위한 대책으로 간이 쉬는 날인 '휴간일休肝日'을 정하는 사람이 있다.

약 9만 명을 대상으로 한 연구에서 '일주일에 2일을 휴간일로 정했더니 사망률이 저하되었다'라는 결과가 나타났다.[17] 하지만 휴간일을 만들면 다른 날에 술을 더 많이 마시게 되는 역효과도 있다고 한다.

그렇다면 일주일에 한 번 회식 자리에서 술을 많이 마시는 것과 식사와 함께 반주로 매일 조금씩 술을 마시는 것 중 어느 쪽이 더 건강에 좋지 않을까?

약 4만 명을 대상으로 한 연구에서 두 비교군의 음주량이 같다면 주 1회 한꺼번에 많이 마시는 사람과 주 3~7회에 걸쳐 조금씩 나눠 마시는 사람 중 후자의 경우가 심근경색에 걸릴 확률이 32~37% 낮다는 결과가 나왔다.[18] 휴간일을 만들어놓고 참았던 스트레스를 음주하는 날 모두 풀어서 폭음하기보다 평소에 조금씩 나눠 마시며 스트레스를 받지 않는 쪽이 더 낫다는 의미다.

물론 이 연구 결과만으로 모든 것을 판단할 수는 없다. 무엇보다 음주의 총량을 줄이는 것이 건강을 위해 가장 좋은 방법이다. 만약 휴간일을 정한다면 주 단위로 마시는 술의 총량도 함께 줄이도록 조절하는 게 좋다.

또 알코올이 들어 있지 않은 무알코올 음료는 아무리 '제로 칼로리, 제로 당질'이라고 광고를 해도 아세설팜칼륨Acesulfame Potassium(설탕보다 200배의 단맛을 내는 합성감미료)과 같은 인공감미료가 포함되어 있기 때문에 건강에 좋은 음료라고 말할 수 없다. 하지만 알코올은 들어 있지 않아 암 발생 위험은 낮출 수 있다. 그런 면에서 무알코올 음료를 술의 대체품으로 사용하는 건 좋은 방법이라고 생각한다.

술을 완전히 끊는 일은 힘들 수 있다. 하지만 적어도 얼굴이 붉어지는 사람이나 다음 날까지 술기운이 남는 사람이라면 매일매일 술을 마시는 생활은 바람직하지 않다. 건강을 지키고 암을 예방하기 위해서는 자신의 유전적 특징을 이해하고 체질에 맞는 음주 습관을 만들어야 한다. 그 사실을 반드시 명심하자.

33

과학적으로 증명된 몸에 해로운 식품
발암물질이 함유된 햄, 베이컨, 소시지를 피하라

"혹시 의사들은 절대 먹지 않거나 적게 먹으려고 노력하는 음식이 있나요?"

이런 질문을 자주 받는다. 특히 나이가 지긋한 분들은 무언가를 먹어 건강을 챙기려는 마음이 커서 이런 궁금증이 더 생기는 듯하다.

건강에 해롭다는 사실이 확실하게 입증된 식품은 그리 많지 않지만, 몇 가지는 확실하다. 먼저 붉은색 육류와 가공육이다. 붉은색 육류란 소고기와 돼지고기 등 말 그대로 눈으로 보기에 붉은색인 육류를 말한다. 가공육은 베이컨, 소시지, 햄, 스팸처럼 가공하여

정제한 육류를 말한다.

2015년 WHO 산하 연구기관인 국제암연구기관IARC은 붉은색 육류와 가공육은 건강에 해롭다고 발표했다. IARC는 발암성에 따라 식품의 등급을 정하는데, 가공육은 1군 발암물질(확정적 발암물질), 붉은색 육류는 2A군 발암물질(발암 추정 물질)로 규정하고 있다.[19] 1군 발암물질에 알코올, 헬리코박터균, 흡연과 같은 인체에 유해하다고 알려진 대표적인 물질들이 포함되어 있는데 가공육이 여기에 포함된 것이다. 붉은색 육류는 다양한 연구 결과를 통해 하루 섭취량이 65g을 넘으면 자궁암, 폐암, 식도암, 대장암, 당뇨병과 같은 질환에 걸릴 확률이 높아진다는 사실이 밝혀졌다.[20]

인과관계는 명확하지 않지만 붉은색 육류의 색소 성분(헤모)이 대장암의 위험을 높인다는 의견도 있다. 대장암만 놓고 본다면 비계가 많고 살코기가 적은 삼겹살보다 살코기가 더 많은 안심 부위가 더 위험할지 모른다.

역시 몸에 좋은 건 생선과 흰색 육류

종종 '고기와 생선 중 어느 것이 몸에 더 좋을까?'라는 문제가 논의의 대상이 된다. 말할 필요도 없이 생선의 승리다. 우선 생선에 가득한 오메가3 지방산은 심장질환을 예방하는 데 뛰어난 효과가 있고 인체에 유익하다는 사실이 이미 증명되었다. 또 67만 명의 데이터를 메타 분석한 결과, 하루에 생선 섭취량이 60g 증가하면 사망 위험률이 12%나 낮아진다는 사실이 밝혀졌다.[21] 오메가3 지방산인 DHA나 EPA가 함유된 생선을 주 1~2회 섭취하는 사람은 심장질환으로 사망할 위험이 36% 낮고, 총 사망률은 17% 하락한다는 연구 결과도 있다.[22]

붉은색 육류 대신 흰색 육류(닭고기)를 선택하는 것도 건강에 도움이 된다. 아직까지 흰색 육류가 건강에 해롭다고 입증된 사실은 없다.

161만 명의 데이터를 분석해 붉은색 육류, 가공육, 흰색 육류가 인체에 미치는 영향을 조사한 연구에서 '붉은색 육류나 가공육을 자주 먹은 사람은 심장질환이나 사망률이 높아졌지만, 흰색 육류를 자주 먹은 사람은 특별한 변화가 없었다'라는 결과가 나왔다.[23]

시판되고 있는 가공육 대부분에 보존을 위한 방부제와 발색제 등 위험한 물질이 가득 들어 있다. 자극적인 맛과 먹음직스러운 예쁜 색에 현혹되지 말고 건강을 해치는 식품임을 꼭 기억하자.

34

고혈압과 체중 증가로 가는 지름길
감자를 너무 많이 먹으면 수명이 짧아진다?

가장 흔한 식재료 중 하나인 감자는 많이 먹으면 문제가 될 수 있다. 특히 조리법에 따라 우리 몸에 미치는 영향이 달라진다.

미국에서 약 12만 명을 대상으로 한 〈4년에 걸친 식사와 체중의 관계 조사〉라는 논문을 살펴보면 채소나 과일은 체중 감소에 도움이 되지만 감자와 감자칩, 감자튀김은 모두 체중 증가의 주된 원인으로 나타났다.[24] 생활습관병과 관련해서도 '감자를 삶아서 먹은 사람은 당뇨병의 위험도가 조금 상승했고, 감자를 튀김으로 먹은 사람은 고혈압의 위험도가 눈에 띄게 높아졌다'라는 내용이 있다.[25]

또 다른 연구에서 고혈압 환자가 아닌 남녀 18만여 명을 대상으로 감자와 고혈압의 관계를 조사했다. 그 결과 '구운 감자나 삶은 감자, 으깬 감자요리 그리고 감자튀김의 섭취량이 많은 사람은 고혈압 발생 위험도가 높다'라고 밝혀졌다.[26] '감자를 많이 먹으면 수명이 줄어든다'라는 말이 사실인지 알아보는 연구도 북미에서 진행되었다. 이 연구에서 감자를 튀겨 먹지 않는다면 수명이 줄어든다는 근거는 없지만, 감자튀김을 정기적으로 섭취하는 사람은 사망률이 높아지고 사망 시기도 빨라지는 결과가 나왔다.[27]

튀긴 감자는 조금만 먹어도 타격이 크다

감자칩과 감자튀김은 건강에 해로운 음식으로 악명이 높다. 2015년 미국 하버드대학교 연구진은 뱃살을 찌우는 최악의 식품으로 감자칩과 감자튀김을 꼽았다. 열량과 포화지방, 나트륨이 많을 뿐 아니라 포만감이 낮아 한 번에 많은 양을 먹기 쉽다는 게 이유다.

감자가 우리 몸에 해롭다니 믿기 어려울 수 있다. 하지만 여러 연구를 통해 증명된 사실이다. 그렇다고 감자를 절대 먹지 말라는 말은 아니다. 감자를 먹을 때는 삶거나 찌는 방식을 선택하고, 감자튀김이나 감자칩은 조심하는 것이 현실적인 방법이다.

35

해외에서는 이미 판매 금지
더 이상 마가린을 먹어서는 안 된다

마가린은 현재 미국에서 판매가 금지된 식품이다. 마가린에 함유된 트랜스지방이 인체에 악영향을 미친다는 사실이 밝혀졌기 때문이다. 트랜스지방은 쿠키나 도넛의 재료가 되는 쇼트닝이나 패스트푸드에도 함유되어 있다.

마가린은 값이 비싼 버터의 대용품으로 '인공 버터'라는 이름으로 판매되었다. 식물성 기름으로 만들어진 까닭에 동물성 지방으로 만들어진 버터보다 건강에 좋을 것 같은 이미지로 많이 애용되었지만, 연구를 통해 정반대의 놀라운 결과가 나타났다.

트랜스지방을 섭취하면 LDL 콜레스테롤이 증가하고 HDL 콜레스테롤이 저하된다는 연구 결과가 있다.[28] LDL 증가와 HDL 감소 모두 심근경색이나 뇌경색을 일으키는 동맥경화의 원인이 된다. 또 하루에 섭취하는 열량 중 2%가 트랜스지방이면 심근경색과 같은 심장질환이 발생할 확률이 16% 높아진다는 연구 결과도 있다.[29]

이외에도 트랜스지방을 섭취하면 '당뇨병에 걸리기 쉬워진다'[30], '치매에 걸리기 쉬워진다'[31]라는 연구 결과 등이 발표되면서 트랜스지방은 여러 면에서 인체에 해롭다는 사실이 증명되었다. 이에 세계보건기구는 2023년까지 식품에 포함된 트랜스지방을 완전히 퇴출하겠다는 방침을 세웠다.

WHO가 이렇게까지 강한 방침을 내세운 건 매우 이례적이다. 현재 이 방침에 따라 미국, 캐나다, 대만, 태국 등의 국가들은 트랜스지방의 사용을 금지했다. 싱가포르와 한국은 식품에 사용된 트랜스지방의 함유량 표시를 의무화하고 있다.

일본은 왜 아직도 트랜스지방을 제한하지 않을까?

일본의 상황은 어떨까? 판매 금지는 고사하고 트랜스지방 함유량의 표시도 의무화하지 않는다. 후생노동성의 주장은 이렇다.

'트랜스지방의 섭취량이 하루 섭취 열량 중 1% 이상일 때 건강에 영향을 미친다고 하는데, 일본인의 평균 섭취량은 0.3% 정도다. 그러므로 건강상 문제가 없다.'

바꿔 말하면 다른 나라와 달리 일본인은 평소 트랜스지방을 많이 섭취하지 않으므로 규제할 필요가 없다는 말이다. 논리적으로는 이해가 되기도 한다. 또 트랜스지방과 관련된 일본의 마가린과 쇼트닝 시장이 매우 크고 대기업들도 관련되어 있어 정부에서 마가린을 판매 금지하는 조치는 상당히 어려운 일일 수 있다.

이런 상황에서 마가린에 포함된 트랜스지방의 함유량을 줄이기 위해 노력하는 일본 기업도 있다. 예를 들면 미요시 유지라는 기업은 마가린에 포함된 트랜스지방의 양을 약 10분의 1로 줄이는 등 괄목할 만한 성과를 내고 있다.

나는 트랜스지방의 유해성에 대해 반드시 주의가 필요하다고 생각한다. 트랜스지방 함유량이 식품 포장지에 기재되어 있다면 소비자가 판단해 현명하게 선택할 수 있을 텐데, 그런 판단조차 불가능한 일본의 지금 상황은 안타까운 현실이다.

이럴 때는 소비자가 똑똑하게 행동하는 것만이 최선의 대책이다. 적어도 마가린, 쇼트닝, 패스트푸드와 같이 트랜스지방이 들어 있다고 예상되는 식품은 너무 많이 먹지 않도록 스스로 조심하자.

36

당뇨병, 암, 고혈압의 위험을 낮춘다
의외로 착한 음료, 커피와 홍차

우리는 일상생활에서 음료를 선택해야 하는 상황과 자주 마주한다. 그 선택은 아침 식사 때부터 시작된다. 만일 당분이 포함되지 않은 블랙커피를 선택했다면 아주 훌륭한 선택이다. 커피는 건강에 도움이 되는 다양한 효과가 있다고 입증되었기 때문이다.

커피는 당뇨병에 걸릴 위험을 낮추는 효과가 있다고 알려져 있다. 하루에 커피를 3~4잔 마시는 사람은 2잔 정도 마시는 사람보다 당뇨병에 걸릴 확률이 낮다는 연구 결과가 있다.[32] 일반인을 대상으로 일본의 기후대학교에서 진행한 다카야마 스터디라는 연구에

서도 커피가 당뇨병의 위험도를 낮춘다는 결과가 나왔다.[33]

무엇보다 커피를 하루에 2~3잔 마시면 사망률이 15% 정도 낮아진다는 수명 연장 효과가 입증되었다.[34] 게다가 간암이나 자궁암 발생 위험을 낮추는 효과가 있다는 연구 결과도 있다.[35] 커피는 달게만 마시지 않는다면 정말 다양한 효과를 기대할 수 있는 음료다. 다만 커피를 너무 많이 마시면 위를 상하게 하거나 수면을 방해한다는 단점이 있으므로 하루 5잔 이내로 마시길 추천한다.

커피를 너무 많이 마시면 카페인에 중독된다는 말이 있지만, 커피만으로 카페인의 중독량 혹은 치사량에 이르려면 수십 잔은 마셔야 한다. 그러니 걱정할 필요가 없다. 만약 카페인에 민감한 사람이라면 디카페인 커피 역시 당뇨병을 예방하는 효과가 있으므로 디카페인 커피를 마시도록 한다.[36]

홍차 역시 다양한 건강 효능이 입증되었다. 하루에 홍차를 4잔 마시면 뇌졸중 위험을 낮출 수 있다는 연구 결과가 있고,[37] 하루에 홍차를 1잔 이상 마시면 심장질환의 위험이 약 4%, 사망 위험률이 1.5% 낮아진다는 연구 결과도 있다.[38] 또 6개월간 하루에 홍차를 3잔씩 마시면 최고 혈압이 3mmHg 낮아진다는 연구 결과도 있다. 홍차가 혈압에도 효과가 있다는 뜻이다.[39]

커피와 홍차를 즐겨 마시는 것은 건강에 도움이 된다. 홍차가 커피보다 카페인 함량이 적으므로 취향에 따라 선택해서 마셔보자.

믿었던 과일주스의 배신

건강에 좋은 줄 알았는데 알고 보니 건강을 망치는 음료가 있다. 그중 하나가 바로 과일주스다. 나는 아침 식사와 함께 과일주스를 마시는 것을 추천하지 않는다. 특히 액상과당이 함유된 시판용 과일주스는 혈당 스파이크를 일으킬 수 있기 때문에 아침 식사 음료로 더더욱 권하지 않는다. 인공감미료가 들어 있는 음료나 과일주스는 마시면 마실수록 당뇨병에 걸릴 위험을 높인다는 연구 결과가 있다.[40]

비타민과 미네랄이 풍부한 과일은 건강식품이긴 하지만 과육과 껍질 등 식이섬유가 포함된 부분을 함께 먹어야 효과를 기대할 수 있다. 따라서 음료로 갈아 마시기보다 식전이나 식후에 적당한 양을 천천히 씹어 먹는 게 좋다.

그래도 갈아 마시고 싶다면 스무디 형태로 마시도록 하자. 주스보다 요거트가 함유된 스무디가 유익한 성분을 더 많이 함유하고 있다. 아침에는 주스보다 과일을 그대로 섭취하고, 이후 커피나 홍차를 마시는 습관을 들인다면 분명 건강에 도움이 될 것이다.

37

콜레스테롤을 조절하고 심장병을 예방하려면
매일 녹차와 우롱차 마시기

점심이나 저녁 식사할 때 그리고 잠자리에 들기 전에는 어떤 음료를 마시는 게 좋을까? 그때 추천하는 음료는 바로 녹차와 우롱차다. 앞서 설명한 홍차를 비롯해 녹차와 우롱차는 모두 동백과의 카멜리아 시넨시스라는 차나무에서 딴 찻잎으로 만드는데, 각각 발효의 정도에 차이가 있다. 녹차는 발효시키지 않은 무발효차이고, 우롱차는 중간 정도로 발효시킨 반발효차, 홍차는 100% 발효시킨 완전발효차다.

녹차와 우롱차는 항산화 작용이 뛰어난 폴리페놀의 일종인 카테

킨 성분을 많이 함유하고 있는데, 많은 연구를 통해 이 성분이 건강에 좋다는 사실이 증명되었다. 녹차에는 나쁜 콜레스테롤인 LDL 콜레스테롤의 수치를 낮추는 효과가 있다.[41] 또 22명을 대상으로 한 소규모 연구에서 1개월 동안 하루 1L의 우롱차를 꾸준히 마시게 했더니 당뇨병의 지표인 HbA1c가 저하되고 아디포넥틴(Adiponectin)이라는 호르몬이 증가한 것으로 나타났다.

만능 호르몬을 내 편으로 만들자

아디포넥틴은 혈관에 난 상처를 복구하거나 혈관을 확장해 체내에 인슐린을 전달해주는 역할을 한다. 다양한 생활습관병 전반에 효과가 있는 매우 중요한 호르몬이다.

약 7만 7,000명의 일본인을 대상으로 음료와 심장질환과의 관계를 조사한 연구에서 '녹차와 우롱차를 자주 마시는 사람은 그렇지 않은 사람보다 심장질환에 걸릴 확률과 사망률이 낮다'라는 결과가 나왔다.[42] 중국에서 실시한 또 다른 연구에서도 차와 뇌졸중의 관련성을 조사한 결과, 녹차나 우롱차를 매일 1~2잔 마신 사람은 뇌졸중에 걸릴 위험이 가장 낮은 것으로 나타났다.[43]

이외에도 많은 연구가 증명하듯 녹차와 우롱차는 건강 효능이 매우 뛰어난 음료다. 게다가 동양인의 식생활에도 잘 맞는다. 차의 종류와 상관없이 많이 마실수록 당뇨병의 위험이 낮아진다는 논문도 있으니[46] 차를 자주 마시는 습관을 들이도록 하자.

한때 '수소수'라는 물이 화제가 된 적이 있는데, 지금까지 수소수가 건강에 도움이 된다는 사실은 입증되지 않았다. 훗날 그 효과가 입증될 가능성이 전혀 없는 건 아니지만, 굳이 비싼 돈을 들여 수소수를 사서 마시기보다 매일 녹차와 우롱차를 마시는 게 건강에 훨씬 좋을 것이다.

38

식도암에 걸릴 확률이 8배 높아진다
뜨거운 차를 조심하라

    지금까지 건강에 도움이 되는 음료와 해로운 음료를 알아보았다. 이와 다른 관점에서 음료의 온도도 매우 중요하다. 음료의 온도는 건강과 어떤 연관이 있을까?

    의외라고 생각할지 모르지만, 뜨거운 음료는 건강에 좋지 않다. 식도암과 관련이 있기 때문이다. 이란 북동부의 골레스탄주 사람들은 뜨거운 차를 즐겨 마시는 습관이 있었는데, 이들을 대상으로 암 연구가 진행되었다. 그 결과 평소 마시는 차의 온도가 높을수록 식도암에 걸릴 확률이 높아지며, 70도를 넘는 뜨거운 차를 마시는 사람은 65도 이하의 미지근한 차를 마시는 사람보다 식도암의 발병률이 8배나 높다는 결과가 나타났다.[45]

남미에서도 비타민과 칼슘이 풍부해 일명 '마시는 샐러드'라 불리는 마테차와 식도암의 연관성을 조사한 연구가 진행되었다. 그런데 이 연구에서도 마테차 성분과 관계없이 차의 온도가 뜨거울수록 식도암에 걸릴 확률이 높아진다는 결과가 나왔다.[46]

뜨거운 차를 마시면 식도암에 걸리는 이유

확실히 증명되지 않았지만 뜨거운 차를 마시면 식도 내부의 점막이 손상을 입는데, 이 점막이 회복하는 과정 중에 세포 분열이 반복되면서 암이 생겨난다는 의견이 있다.

수많은 연구를 통해 식도암과 뜨거운 차의 관계가 밝혀지면서 WHO 산하 연구기관인 국제암연구기관은 65도 이상의 차를 2A군 발암물질로 규정하고 있다. 이로써 뜨거운 차가 식도암 발병률을 높인다는 사실이 공식적으로 인정된 셈이다.

뜨거운 차와 커피를 마시는 습관이 있는 사람이라면 이제 주의가 필요하다. 다음 두 가지에 해당하는 사람이라면 더욱더 주의를 기울여야 한다.

- 매일 방금 우려낸 뜨거운 홍차를 마시는 습관이 있는 사람
- 매일 자판기에서 뜨거운 커피를 뽑아 마시는 사람

이외에 흡연자나 술을 많이 마시는 사람도 식도암에 걸릴 확률이 높다고 알려져 있다. 중국에서 약 46만 명을 대상으로 연구한 결과, 흡연자나 술을 많이 마시는 사람이 뜨거운 차를 마시면 상승효과가 일어나 식도암에 걸릴 확률이 더 높아진다는 사실이 밝혀졌다.[47]

평소 흡연, 음주, 뜨거운 차를 모두 즐기는 사람이라면 각별히 더 조심해야 한다. 식도암은 빈번하게 발생하는 암은 아니지만 방심은 금물이다.

39

마시면 안 되는 설탕 가득한 음료
캔커피와 에너지 음료가 몸을 망친다

　회사원들이 특히 주의해야 할 음료는 설탕이 들어간 캔커피와 에너지 음료다. 광고나 미디어 등의 영향 탓인지 아침에는 캔커피를 마시며 하루 업무를 시작하고, 점심 식사 후에는 졸음을 쫓기 위해 에너지 음료를 마시는 습관이 몸에 밴 사람들이 의외로 많다. 떨어진 체력과 기분을 끌어올리려는 목적으로 하루에 몇 병씩 에너지 음료를 마시는 사람도 적지 않다.

　그런데 이런 습관은 매우 위험하다. 캔커피와 에너지 음료, 두 가지 모두 설탕이 다량 함유되어 있기 때문이다.

자주 마시면 그야말로 '독'

유명한 에너지 음료인 레드불에 각설탕이 몇 개 들어 있는지 확인해보자. 레드불의 성분 표시를 살펴보면 '100mL당 탄수화물 10.8g'이라고 기재되어 있다. 당질의 양은 탄수화물의 양에서 식이섬유의 양을 뺀 수치로 알 수 있다. 레드불에 식이섬유는 포함되어 있지 않으므로 탄수화물 10.8g이 그대로 당질이 된다. 일반적인 에너지 음료가 한 병에 250mL이므로 10.8×250÷100=27, 즉 한 병당 27g의 당질이 포함되어 있다는 결론이 나온다.

각설탕은 개당 약 4g이므로 레드불 한 병에 약 7개 분량의 각설탕이 포함되어 있다고 볼 수 있다. 같은 방법으로 계산하면 캔커피에는 대략 각설탕 3개 분량의 당질이 들어 있다.

설탕에는 약물 중독과 비슷한 의존성이 있다는 연구 결과가 있다.[48] 그래서 자신도 모르게 이런 음료를 마시는 일이 습관화되는 경우가 많다. 당질이 많이 들어 있는 음료를 매일 마시면 당뇨병에 걸릴 확률이 높아지는 건 너무나도 당연한 이치다. 여러 연구를 통해 이미 증명된 사실이다.[49] 설탕에는 다음과 같은 단점이 있다. 건강을 생각한다면 그야말로 백해무익하다.[50]

- 당뇨병에 걸리기 쉬워진다.

- 비만이 되기 쉬워진다.
- 심장질환에 걸릴 위험도가 높아진다.
- 충치가 생기기 쉬워진다.
- 암 발생 위험도가 높아진다.
- 치매에 걸릴 위험도가 높아진다.
- 지방간이 되기 쉬워진다.

 물론 때로는 에너지 음료나 설탕이 들어간 캔커피가 도움이 되는 순간이 있다. 에너지 음료를 마시면 집중력이나 기억력 향상에 도움이 된다는 연구 결과도 있다.[51] 중요한 행사 전이나 아주 가끔 마시는 건 문제가 되지 않는다. 다만 설탕이 들어간 캔커피나 에너지 음료는 꼭 필요할 때만 마셔야 한다는 인식의 전환이 필요하다.
 에너지 음료의 힘을 빌리면서까지 무리하는 건 내일의 에너지를 미리 끌어다 쓰는 '에너지 사채私債'나 마찬가지다. 긴 인생을 놓고 보면 결코 현명한 선택이라 할 수 없다. 나중에 더 후회할 일이 생길지도 모른다.

40

혈압과 콜레스테롤 조절에 탁월한
오후 간식은 다크초콜릿과 견과류

시중에서 판매하고 있는 가공식품에는 대부분 과당과 인공감미료가 함유되어 있어 자주 먹으면 당뇨병에 걸릴 위험을 높인다. 하지만 건강에 좋다고 증명된 간식도 있다. 첫 번째 주인공은 바로 '초콜릿'이다. 초콜릿은 충치의 원인이라는 인상이 강해서 몸에 좋지 않은 간식으로 오해받는다. 하지만 수많은 연구를 통해 건강에 도움이 된다는 사실이 입증되었다.

'초콜릿에는 혈압을 낮추는 효과가 있다'라는 연구 결과가 있다.[52] 코코아나 다크초콜릿에 풍부하게 함유된 폴리페놀의 일종인

플라보놀(카카오 폴리페놀)이 혈관 내에서 일산화질소의 합성을 활성화한다. 일산화질소는 혈관의 확장을 돕는 기능이 있어 초콜릿을 먹으면 혈압이 낮아진다. 스웨덴의 한 연구팀이 약 7만 명을 대상으로 연구한 결과 '정기적으로 초콜릿을 먹은 사람은 먹지 않은 사람보다 심근경색 발생률이 낮다'라고 밝혔다.[53]

또 초콜릿은 치매를 비롯해 다양한 질환을 예방하는 효과가 있다.[54] 단, 주의해야 할 점이 하나 있다. 건강에 유효한 성과를 기대할 수 있는 초콜릿은 카카오 성분이 많이 함유된 제품뿐이라는 사실이다. 18주 동안 각각 다크초콜릿과 화이트초콜릿을 먹은 집단의 혈압을 비교한 연구가 있다. 다크초콜릿을 먹은 집단은 최고 혈압이 2.9mmHg 내려간 반면 화이트초콜릿을 먹은 집단은 변화가 없었다.[55] 설탕이 많이 함유된 화이트초콜릿을 과다 섭취하면 오히려 당뇨병의 위험을 높일 수 있다.

종합적으로 판단하면 간식으로는 설탕이 적고 카카오 성분이 많이 함유된 다크카카오초콜릿이 좋다. 그중에서도 카카오 성분이 70% 이상인 고함량의 카카오초콜릿을 추천한다.

견과류는 안주가 아닌 간식으로

 다음으로 추천하는 간식은 견과류다. 견과류는 평소 술안주로 자주 먹는데 이제부터는 술안주가 아닌 간식으로 먹자. 지중해식 식사법에서도 설명했듯 견과류는 몸에 좋은 불포화지방산이 풍부한 식품이다. LDL 콜레스테롤은 낮추고 HDL 콜레스테롤을 높이는 효과가 있다.[56] 특히 나쁜 콜레스테롤을 낮추는 효과가 탁월해 꾸준히 섭취하면 심근경색의 위험을 낮춘다고 알려져 있다.[57]

 견과류는 칼로리가 높아서 한 번에 많이 먹지 말라는 말을 간혹 듣는다. 이 말을 오해해서 '견과류를 먹으면 살이 찌는 거 아닌가?'라고 걱정하는 사람들이 많다. 단언컨대 안심해도 된다. 매일 한 줌 이상으로 과하게 먹지 말라는 뜻일 뿐 적정량의 견과류를 꾸준히 섭취하면 오히려 체중 감량에 도움이 된다는 연구 결과가 있다.[58]

 견과류의 효능에 관해 비교 연구한 논문도 있다.[59] 특히 호두, 아몬드, 피스타치오 등의 견과류가 중성지방이나 나쁜 콜레스테롤을 낮추는 데 효과가 있다고 한다. 이왕이면 앞으로 이런 견과류를 간식으로 먹도록 하자.

 식후 출출함을 견디지 못해 매일 간식을 찾는 사람이라면 간식으로 무엇을 먹느냐에 따라 건강 상태가 달라질 수 있다. 일주일에 두 번도 좋고 세 번도 좋다. 간식으로 견과류를 선택해보자.

41

외식이나 편의점 식사는 건강에 해롭다?
식품첨가물을 신경 쓰지 않아도 되는 이유

편의점 도시락에는 식중독 방지를 위한 보존제나 음식을 보기 좋게 만들기 위한 착색제 등의 식품첨가물이 들어간다. 그런데 식품첨가물은 정말 몸에 해로울까?

결론부터 말하면 식품첨가물이 포함되어 있는지 아닌지는 그렇게 신경 쓸 필요가 없다. 중요한 것은 식품이 건강에 미치는 영향을 종합적으로 판단해서 결정하는 사고방식이다. 예를 들어 건강에 좋다는 차나 커피에도 실은 아크릴아마이드Acrylamide라는 발암물질이 포함되어 있다. 그러나 앞서 설명했듯 건강에 도움을 주는 다양한 효능이 있어 아크릴아마이드가 함유되어 있다는 단점에도 불구하고 섭취하길 권한다. 한마디로 단점을 뛰어넘는 장점이 있는 것이다. 단, 여기에서 중요한 점은 식품첨가물이 어느 정도 포함되어 있는지 잘 따져봐야 한다는 것이다.

1일 허용 섭취량만 잘 따른다면 문제없다

일본은 '사람이 매일 섭취해도 건강에 영향을 미치지 않는 양'을 1일 허용 섭취량 ADI, Acceptable Daily Intake 으로 정해 식품첨가물의 사용량을 엄격하게 제한하고 있다. ADI는 실험하는 동물이 평생 매일 섭취해도 어떠한 해도 발생하지 않는 섭취량의 100분의 1로 계산해 정한다. 이 섭취량은 세계보건기구 산하 식품첨가물전문위원회 JECFA의 기준에 따르는 경우가 많아 안전성이 보장된다. 어쩌면 위생적인 면에서는 가정에서 만드는 것보다 더 안전할 수도 있다.

사람의 손에는 황색포도상구균이라는 세균이 묻어 있을 수 있다. 그래서 맨손으로 만든 주먹밥을 먹고 식중독에 걸리는 사례가 종종 발생한다. 전날 만들어놓은 카레에서 웰치균이라는 세균이 발생해 식중독에 걸리기도 한다. 하지만 편의점에서 판매하는 삼각김밥은 그런 걱정을 하지 않아도 된다. 지나친 걱정 때문에 식사를 거르는 것보다 편의점 음식이라도 잘 선택해 먹으면 건강에 좋은 식사가 될 수 있다는 뜻이다.

첨가물이든 천연 재료든 독성 성분이 포함된 식품은 있을 수 있다. 그러므로 지금까지 소개한 몸에 좋은 음식과 나쁜 음식을 염두에 두고 균형 잡힌 식사를 하도록 노력하는 태도가 중요하다. 편의점 도시락이든 고급 슈퍼마켓에서 산 음식이든 크게 문제가 될 일은 없으니 말이다.

42

인공감미료에 관한 과학적 근거
설탕보다 인공감미료가 몸에 더 이롭다?

　인공감미료로 흔히 사용하는 아스파탐, 아세설팜 칼륨, 수크랄로스 등의 성분은 인공이긴 하지만 건강에 해롭다는 증거가 아직까지는 없다. 오히려 포도당이 함유되어 있지 않아 설탕보다 혈당 수치를 높이지 않는다는 장점이 있다.[60]

　인공감미료와 관련한 3,000명의 자료를 메타 분석한 결과, '음료에 든 설탕을 인공감미료로 대체했더니 체중 감량에 효과가 있다'라는 사실이 밝혀지기도 했다.[61] 이처럼 인공감미료가 설탕보다 더 나을 수 있다는 과학적 근거들이 최근 들어 하나둘 밝혀지고 있다.

하지만 제조업 종사자 남성 2,000명을 대상으로 한 연구에서는 '제로 칼로리인 인공감미료가 포함된 청량음료를 즐겨 마신 사람은 당뇨병에 걸릴 위험도가 높아졌다'라는 결과가 나왔다.[62] 결론적으로 무엇이 정답인지 아직 확실치 않은 상태다.

인공감미료는 설탕 중독이 심해 단맛을 끊기 어려운 사람에게 일종의 대안이 될 수 있다. 그러나 마음껏 먹어도 괜찮은지 현재로선 알 수 없다. 따라서 적절히 조절하며 먹을 필요가 있다.

제로 칼로리는 정말 0Kcal일까?

사실 우리는 인식하지 못하는 사이에 이미 인공감미료를 섭취하고 있다. 식품은 100g당 5kcal 미만, 음료는 100mL당 5kcal 미만이면 제로 칼로리라고 표기할 수 있기 때문이다.

인공감미료는 제로 칼로리의 기준을 충족하면서 식품이나 음료에 단맛을 첨가할 수 있어 마트나 편의점에 진열된 많은 상품에 사용되고 있다(알코올에 관한 내용에서 설명했듯이 무알코올 맥주에도 인공감미료가 들어 있다). 따라서 제로 칼로리이지만 단맛이 나는 식품이나 음료보다 앞서 설명한 견과류나 초콜릿, 차를 선택하는 게 건강 면에서 더 좋은 선택이다.

43

섭취량과 콜레스테롤에 주의!

달걀은 건강에
이로울까, 해로울까?

'달걀과 우유는 영양가가 높고 건강에 좋다'라고 생각하는 사람들이 많다. 하지만 이에 반기를 드는 연구 결과가 있다.

먼저 달걀은 심장질환과 관련이 있다는 의학 논문이 있다. 약 3만 명의 미국인 남성을 대상으로 한 연구에서 달걀 섭취량이나 식사에서 섭취하는 콜레스테롤의 양은 심장질환이나 사망률과 관련이 있는 것으로 나타났다.[63] 일본인을 대상으로 한 연구에서도 여성은 평균 일주일에 1~2개의 달걀을 섭취하는데, 매일 1개(주 7개)를 섭취하는 사람보다 사망률이 낮은 것으로 밝혀졌다. 추가로 남

성은 여성과 달리 달걀을 많이 먹어도 사망률이 높아지는 경향을 보이지 않았다.[64]

다른 결과가 나온 연구도 있다. 약 200만 명을 대상으로 달걀과 질병의 연관성을 조사한 코호트 연구*에서 달걀은 심장질환에 걸릴 확률을 높이지 않았다. 오히려 일주일에 6개까지 섭취하면 심장질환의 위험을 낮출 수 있다고 밝혔다.[65]

이외에도 달걀과 건강에 관한 수많은 논문이 발표되었지만, 심장질환에 도움이 된다는 연구 결과도 있고 나쁘다는 연구 결과도 있어 아직은 일관된 결론을 내리기 어려운 상황이다.

달걀이 건강에 해롭다는 이야기가 처음 제기되기 시작한 이유는 달걀에 포함된 콜레스테롤의 양 때문이다. 달걀 1개에 약 210mg의 콜레스테롤이 함유되어 있어 너무 많이 먹으면 하루 콜레스테롤 섭취 한도(남성 750mg, 여성 600mg)를 쉽게 초과하게 된다.

달걀이 건강에 좋다는
명확한 과학적 근거가 아직 없다

후생노동성은 2015년 '일본인의 식사 섭취 기준'에서 콜레스테롤

---

* 특정 요인에 노출된 집단과 노출되지 않은 집단을 추적하고 연구 대상 질병의 발생률을 비교해 요인과 질병 발생 관계를 조사하는 연구 방법

섭취 한도에 관한 내용을 삭제했다. 기준을 정할 명확한 근거가 없다는 이유 때문이다. 물론 한도를 정하지 않는다고 해서 달걀을 무제한으로 섭취해도 좋다는 의미는 아니지만, 콜레스테롤을 섭취하는 게 무조건 나쁘다는 선입관을 크게 바꾼 사건이다. 실제로 21개국의 14만 명을 대상으로 한 연구에서 달걀 섭취에 따른 심장질환이나 사망률 그리고 혈중 콜레스테롤 수치의 변화가 나타나지 않은 것으로 발표되었다.[66] 앞서 말한 달걀이 건강에 미치는 주요 내용을 정리하면 다음과 같다.

- 혈중에 나쁜 콜레스테롤이 많으면 심장질환이나 뇌졸중의 발생 확률이 높아진다.
- 달걀에는 콜레스테롤이 많이 함유되어 있다.

이 두 가지는 명백한 사실이다. 그러나 달걀을 많이 먹으면 혈중 나쁜 콜레스테롤의 수치가 높아진다는 인과관계는 아직 밝혀지지 않았다.

44

우유에 관한 불편한 진실

전립선암 위험도가 높은 사람은 우유를 주의해야

우유는 칼슘이 풍부해서 건강에 좋다고 알려진 음료다. 하지만 지방이 많고 암세포의 성장을 촉진하는 것으로 알려진 'IGF-1' 성분이 많이 포함되어 있어 칼슘이 풍부하다는 장점만으로 건강에 좋다고 말하기엔 어려운 측면이 있다.

우유와 암의 연관성에 관한 연구가 많다. 42개국에서 우유와 전립선암의 관계를 조사한 결과, '우유와 전립선암에 의한 사망률은 밀접한 관련이 있다'라고 밝혀졌다. 여러 논문에서 비슷한 결과가 나왔으므로 전립선암과 우유는 관련성이 있다고 말할 수 있다.[67,68]

과잉 섭취하지 않는 게 현명한 선택

그렇다고 해서 우유를 마시지 않는 게 좋다고 단언할 수는 없다. 우유와 대장암의 연관성을 분석한 연구에 따르면 '우유가 대장암 발생 확률을 낮춘다'라는 결과가 나왔기 때문이다.[69] 100만 명 이상의 참가자를 대상으로 한 우유와 유방암에 관한 분석에서도 우유를 포함한 유제품이 유방암 발생 확률을 낮춘다는 결과가 나왔다.[70]

한편 세계적으로 가장 권위 있는 의학저널인 《뉴잉글랜드 저널 오브 메디슨The New England Journal of Medicine》에 실린 하버드대학교의 〈우유와 건강〉이라는 총설 논문에서 '균형 잡힌 식사를 하지 않는 사람에게 우유는 영양 보충에 도움이 될 수 있지만, 평소 식사에 신경 쓰는 사람에게 우유는 장점이 별로 없다'라고 밝혔다.

결론적으로 현재 시점에서 말할 수 있는 것은 전립선암 가족력이 있는 사람은 우유를 마시지 않는 게 나을 수 있다는 사실이다. 달걀이나 우유처럼 건강에 이로운지 해로운지 아직 확실한 결론이 나지 않은 식품에 대해서는 너무 깊이 생각하지 말고 과잉 섭취를 하지 않도록 주의하는 것이 현명한 접근법이다.

45

남성의 노화 현상을 막는다

전립선비대증 예방에 좋은 대두

전립선비대증은 60세 이상의 남성 2명 중 1명 이상에게서 나타나는 흔한 질환이다. 이른바 '노화 현상'이라 말할 수 있는 질환으로 구체적인 증상은 다음과 같다.

- 소변을 봐도 시원한 느낌이 들지 않는다.
- 매일 밤 잠을 자다가 일어나 소변을 본다.
- 소변이 마렵지만 잘 나오지 않거나 반대로 너무 자주 소변을 본다.

전립선은 소변을 모아두는 방광과 소변이 나오는 통로인 요도 사이에 위치한 밤·열매 모양의 장기를 말한다. 대개 나이가 들면서 점점 크기가 커지는데 달걀만 한 크기가 되면 방광이나 요도를 자극해 증상을 유발한다.

전립선이 너무 커지면 레이저나 전기 메스를 사용해 전립선을 절제하기도 한다. 비정상적으로 커졌을 때 치료하지 않으면 갑자기 소변이 나오지 않거나 극심한 복통이 생기기 때문이다. 소변이 나오는 길을 만들기 위해 '요도 카테터'라는 관을 삽입하기도 한다.

미국과 유럽에서 약 1만 3,000명을 대상으로 연구한 결과 전립선비대가 심할수록 발기부전 등 성 기능 장애가 발생할 확률이 높은 것으로 밝혀졌다.[71] 배뇨 외에도 여러 문제가 발생할 수 있어 주의가 필요하다.

대두가 가진 착한 영양소, 이소플라본

전립선비대증 예방에 가장 도움이 되는 것은 대두 제품의 섭취다. 두부, 낫토, 콩가루, 된장과 같은 대두 제품에는 폴리페놀의 일종인 이소플라본Isoflavon이 포함되어 있는데 이 성분이 전립선비대증을 예방하는 효과가 있다.[72]

전립선이 커지는 원인은 남성호르몬인 테스토스테론과 관련이 있다. 테스토스테론은 전립선 내부에서 '5α-환원효소'에 의해 다이하이드로테스토스테론DHT이라는 호르몬으로 변환된다. DHT는 남성 탈모의 원인이 되기도 하고 전립선비대를 유발하기도 한다. 남성의 외부 생식기 형성에 직접적인 영향을 미치는 중요한 호르몬이지만 중장년층 남성에게 '나쁜 호르몬'이라 불리는 이유다.

이소플라본은 DHT나 5α-환원효소의 작용을 억제하는 역할을 한다. 여성호르몬인 에스트로젠과 구조가 비슷한 이소플라본은 에스트로젠 수용체와의 결합력이 뛰어나 여성호르몬과 유사한 역할을 한다. 이러한 작용 때문에 남성호르몬이 억제되는 것이다.

하지만 이미 전립선암이 진행되고 있는 사람이라면 대두 제품이 역효과를 낼 가능성이 있다. 4만 3,000여 명의 일본인을 대상으로 한 연구에서 '대두 제품이나 이소플라본을 다량으로 섭취한 사람은 전립선암으로 인한 사망률이 높아졌다'라는 결과가 나타났다.[73]

아직 동물실험 단계에 불과하지만 이소플라본이 여성호르몬인 에스트로젠뿐 아니라 남성호르몬과도 유사한 작용을 보인다는 연구 결과가 발표되었다. 물론 향후 추가 연구에 따라 이러한 결과는 달라질 수 있다. 따라서 현재로선 대두 제품을 섭취하는 건 전립선비대증 예방에 도움이 되지만, 전립선암이 진행된 경우 섭취를 줄이는 편이 좋다고 기억해두자.

고기는 적게, 채소는 많이

이탈리아 연구팀은 곡물과 육류를 많이 섭취한 사람은 전립선비대증에 걸리기 쉽고, 채소와 콩류를 많이 섭취한 사람은 전립선비대증에 잘 걸리지 않는다고 발표했다.[74] 또 양파와 마늘을 많이 섭취한 사람은 전립선비대증에 잘 걸리지 않는다는 연구 결과도 내놨다.[75]

쌀을 주식으로 하는 동양인이 곡물 섭취량을 줄이는 건 여간 힘든 일이 아니다. 하지만 채소를 많이 섭취하고 고기의 양을 줄이는 일은 충분히 가능하다. 그러니 대두 제품을 충분히 섭취하면서 고기는 적게, 채소는 많이 먹는 식생활을 하도록 노력하자.

여기에 더해 생활습관병 예방도 빼놓을 수 없다. 전 세계적으로 전립선비대증은 결국 대사증후군의 일종이라는 개념이 제기되고 있다.[76] 고혈압, 비만, 당뇨병과 같은 생활습관병은 교감신경을 자극한다. 이 교감신경이 지나치게 활성화되면 우리 몸은 긴장 상태가 된다. 전립선의 근육 역시 긴장 상태가 되는데, 이것이 전립선 비대의 원인이 된다는 의견도 있다.

생활습관병 개선에는 뒷부분에서 설명할 저항 운동이 효과적이다(320쪽 참조). 건강을 생각해 정기적으로 운동하는 습관을 들여보자.

46

우리 몸을 지키는 영양 보충제는 따로 있다

믿음직한 영양제, 오메가3 지방산과 엽산

"영양 보충제가 정말 효과가 있나요?"라는 질문을 자주 받는다. 현재 이에 관한 많은 연구가 이루어지고 있으며, 그 결과들을 정리한 〈24가지 보충제의 건강에 대한 영향〉을 평가한 총설 논문도 있다. 논문에 따르면 '대부분의 영양 보충제는 복용하든 복용하지 않든 건강에 유의미한 영향이 거의 없다'라는 결론이 나왔다.[77]

칼슘과 비타민D를 결합한 보충제는 뇌졸중의 위험을 높일 수 있다는 연구 결과도 있고, 미국 존스홉킨스대학교의 연구진은 매일 비타민E를 다량으로 섭취하는 사람은 사망률이 상승한다고 보고

했다.[78] 비타민C가 항산화 작용과 활성산소를 억제하는 기능이 있다는 지식을 가진 사람이라면 이러한 연구 결과에 의문을 가질 수 있다. 평소 영양 보충제에 관심이 많은 사람이라면 더 그럴 것이다.

영양 보충제를 맹신하지 말아야 하는 이유

여기서 알아야 할 것은 '현대 의학으로는 아직 어떤 성분이 몸에 좋고 어떤 성분이 나쁜지 명확하게 밝혀지지 않았다'는 사실이다.

특정 성분만을 추출한 영양 보충제를 먹으면 건강에 도움이 되는지 아직 알 수 없다. 반면 식품은 건강에 관한 효능 여부가 명확하게 나타난다. 즉 연구를 통해 섭취에 따른 차이가 확실히 규명되었다는 뜻이다. 특정 성분만 추출한 영양 보충제에 집착하기보다 좋은 식품을 섭취하는 방법이 낫다고 보는 이유다.

'채소가 몸에 좋다' 혹은 '과일이 몸에 좋다'라는 논문이 많지만, 의학적으로 그 속의 어떤 성분이 몸에 왜 좋은지 세세하게 해명할 수 있는 단계는 아니다. 그러니 특정 성분이나 현대 의학을 너무 과신하지 말아야 한다. 왠지 건강에 좋을 것 같다는 이유로 비타민과 같은 영양 보충제를 섭취하는 것보다 채소나 과일을 꾸준히 섭취하는 편이 비용 대비 효과가 좋다.

효능이 입증된 오메가3 지방산과 엽산

다만 건강에 대한 효능이 입증된 영양 보충제도 몇 가지 있다. 첫 번째는 오메가3 지방산 보충제다. 우리에겐 'DHA, EPA'라는 이름으로 더 익숙한 영양제다.

위에 언급한 총설 논문에 '오메가3 지방산이 심장질환의 위험을 낮춘다'라는 내용이 기재되어 있다.[79] 오메가3 지방산은 등푸른생선에 많이 포함된 기름 성분으로, 나쁜 콜레스테롤을 낮추는 효능이 있다고 입증되었다. 생선을 정기적으로 섭취하지 않거나 섭취 횟수가 적은 사람은 영양 보충제 섭취가 도움이 될 수 있다.

두 번째는 엽산 보충제로, 뇌졸중 위험을 낮춘다는 연구 결과가 있다.[80] 엽산은 비타민B군의 일종으로 시금치나 김에 많이 포함된 성분이다. 특히 엽산은 임산부들에게 매우 익숙한 영양제로, 태아의 뇌와 척수의 근원이 되는 신경관의 정상적인 발달에 필요한 영양소다. 그래서 엽산이 부족하면 신경관 결손이라는 기형을 유발하기도 한다. 혹시 모를 발달 이상을 막기 위해 임산부는 태아의 몫까지 엽산 보충제를 복용하도록 권장하고 있다.*

이와 더불어 골다공증 위험이 있는 사람은 비타민D 보충제를 단독으로 복용하는 것이 효과적이다.

---

* 우리나라는 임신확인서를 구비해 보건소에 방문하는 임산부에게 임신 전후 3개월까지 엽산제를 무료로 지원하고 있다.

47

수명을 늘리는 최고의 식습관
식사는 종합적으로 생각하라

  지금까지 다양한 식품과 음료의 건강 효능에 대해 설명했다. 이미 알고 있던 내용도 있고 미처 몰랐던 내용도 있었을 것이다. 중요한 건 새롭게 알게 된 내용을 우리 집 식탁에 반영해 건강한 식생활을 유지하는 일이다.

  현재 생활습관병이 있는 사람이라면 자신의 질환을 개선하는 데 효과적인 식습관이 무엇인지 더 자세히 알고 싶을 것이다. 이에 도움을 주고자 다음과 같이 각 질환에 효과적인 식습관을 한눈에 볼 수 있도록 정리했다.

증상별 몸에 좋은 식품

고혈압

과일, 초콜릿, 저염식 식단

당뇨병

통곡물, 과일, 채소, 지중해식 식단

이상지질혈증 (콜레스테롤 수치가 높은 사람)

녹차, 견과류, 생선

고요산혈증 (요산 수치가 높은 사람)

커피, 요구르트

이미 눈치챈 사람들도 있겠지만 특정 질환에만 효과가 있는 식품은 그다지 많지 않다. 몸에 좋은 식품은 복합적으로 작용해 우리 몸을 건강하게 만든다. 어떤 특정 질환에 맞는 특정 식품을 찾는 건 크게 의미가 없다는 뜻이다. 따라서 지금까지 여러 연구 결과를 통해 증명된 '전체적으로 몸에 좋은 식습관을 늘리고 나쁜 식습관을 줄이는 것'이 건강한 식습관이라 결론 내릴 수 있다.

가장 중요한 것은 지속하는 힘

올바른 정보를 알게 되었다면 이제 해야 할 일은 지속할 수 있는 힘을 키우는 것이다. 예를 들어 습관적으로 달걀프라이에 베이컨을 올려 먹는 사람이라면 베이컨(가공육)이 대장암 위험을 높인다는 사실을 알게 된 후 베이컨을 먹지 말아야겠다고 다짐해야 한다. 그리 어려운 일은 아닐 것이다.

한 가지 팁을 주자면, 변화는 천천히 이루어나가야 한다는 사실이다. 정말 좋아하는 고기를 앞으로 절대 먹지 않겠다고 결심하는 것보다 양을 줄이거나 먹는 횟수를 조정하는 식으로 조금씩 변화를 이끌어나가야 무리가 없다. 또 큰 무리 없이 바로 바꿀 수 있는 식습관부터 하나씩 바꾸어나가는 방식이 꾸준히 지속하기 쉽다.

앞에서 소개한 식습관을 100% 완벽하게 지키려고 노력할 필요는 없다. 그렇게 되면 저탄수화물 다이어트처럼 지속하기 어려워 중간에 포기하는 상황이 생긴다. 장기적으로 보면 아무런 효과도 얻을 수 없다. 따라서 지금 당신의 식생활 중에서 바꾸기 쉽고 지속할 수 있을 것 같은 부분을 먼저 바꾸어나가는 것이 질병에 걸릴 위험을 최대한 낮추는 방법이다. 4장에서 알게 된 최고의 식사와 예방의학 지식을 당신의 실생활에 도입해 꾸준히 지속해 나가길 바란다.

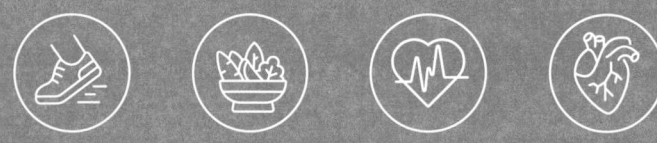

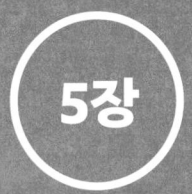

병에 걸리지 않는
과학적인 생활습관

몸에 좋은 운동도 무조건 많이 한다고 좋은 게 아니듯 잠 역시 무작정 오래 잔다고 좋은 건 아니다. 잠이든 운동이든 건강수명에 도움이 되려면 몸에 맞게 최적화해야 한다. 마흔 이후 더 중요해지는 올바른 생활습관에 어떤 것들이 있는지 알아보자.

48

수명을 줄이는 폭식

숨은 당뇨병인 '혈당 스파이크'를 주의하라

음식을 충분히 씹지 않고 삼키는 습관은 건강에 매우 좋지 않다. 먹는 속도가 빨라져 과식하기 쉽고, 소화에 어려움을 겪을 수 있다. 무엇보다 혈당 수치가 급격하게 올라간다. 식후에 혈당 수치가 급상승하는 현상을 '혈당 스파이크'라고 한다. 혈당 스파이크가 위험한 이유는 당뇨병의 원리와 관계가 있다.

당뇨병에 걸려 혈당 수치가 지나치게 높아지면 몸에서 활성산소라는 독성 물질이 분비되어 혈관에 손상을 입힌다. 이 상태가 계속되면 혈관이 점점 망가진다. 그러면 우리 몸은 자구책으로 활성산

소를 제거하는 항산화 물질을 만들어 혈관을 보호한다.[1,2]

하지만 당뇨병이 아닌 사람은 평상시 혈당이 정상이기 때문에 몸에 항산화 물질이 준비되어 있지 않다. 이런 상태에서 혈당 스파이크가 발생하면 혈관이 더욱 심한 손상을 입는다. 당뇨병 환자 역시 혈당 스파이크가 위험하긴 마찬가지다. 항산화 물질이 준비되어 있다고 해도 혈당 스파이크가 발생하면 당연히 몸에 좋지 않다. 즉 당뇨병 환자든 당뇨병 전단계에 있는 사람이든 또는 혈당 수치가 정상인 사람이든 혈당 스파이크는 모두에게 해롭다.

앞에서도 설명했듯 당뇨병의 본질적인 문제는 소변에 당분이 많이 포함되어 있는 것이 아니라 혈관이 손상되는 것이다. 그런 이유로 당뇨병이 아니라 '혈관 손상 고혈당병'이라는 명칭이 더 적합할 수 있다. 그만큼 당뇨병은 혈관 건강과 관련이 깊다.

당뇨병의 지표인 HbA1c는 2~3개월 동안의 혈당 평균치를 말한다. 이 때문에 HbA1c 지표만으로 당뇨병을 발견하기 어렵다는 문제가 있다. 극단적인 예를 들면 혈당 수치가 일정하게 100mg/dL인 사람과 0mg/dL에서 200mg/dL를 왔다 갔다 해서 평균이 100mg/dL인 사람의 HbA1c 수치는 같다. 또 식후 혈당 수치가 급격하게 높아지는 사람도 평소 혈당 수치가 높지 않으면 HbA1c는 정상 범위로 나오기 때문에 혈당 스파이크를 알아채지 못할 수 있다. 이런 이유로 혈당 스파이크를 '숨은 당뇨병'이라고 부른다.

혈당 급상승을 막는 3가지 방법

식후 혈당 수치에 관한 흥미로운 논문이 있다. 2만여 명의 유럽인을 대상으로 한 디코드DECODE 연구 보고서에 따르면 식후 혈당 수치와 공복혈당 수치를 비교한 결과, 공복혈당이 정상이더라도 식후 혈당이 높으면 질환이나 사망 위험도가 증가하는 것으로 밝혀졌다.[3] 일본에서도 약 3,000명의 성인을 대상으로 연구를 진행했다. 연구 결과 공복혈당과 심장질환 위험도 사이의 연관성은 증명되지 않았지만, 식후 고혈당은 심장질환 위험도와 깊은 연관이 있다는 사실이 입증되었다.[4]

이처럼 식후 고혈당은 건강에 해롭다는 과학적 근거가 명확하게 밝혀졌다. 건강검진 시 받는 채혈검사는 공복혈당을 측정하기 때문에 식후 혈당의 위험성을 놓치기 쉽다. 그러므로 공복혈당이 정상 범위에 있다고 해서 안심해선 안 된다.

음식을 먹으면 누구나 혈당이 올라간다. 이는 인체의 자연스러운 반응이다. 중요한 건 혈당을 급격하게 올리지 않는 일인데, 이는 몇 가지 식습관만 바꿔도 충분히 가능하다.

첫 번째, 많이 먹어서 생기는 혈당 급상승을 막기 위해 '30회 저작법'을 실천한다. 한마디로 천천히 먹는 것이다. 저작(음식물을 씹는 행위) 횟수를 늘리면 먹는 속도가 느려져 자연스럽게 폭식을 막을 수

있다. 또 포만감이 느껴져 식사량이 줄어드는 효과도 있다.[5]

5만 7,000명의 일본인을 대상으로 한 연구에서 음식을 천천히 먹는 사람은 빨리 먹는 사람보다 대사증후군에 잘 걸리지 않는다는 결과가 나타났다.[6] 혹 30회가 너무 많다면 씹는 횟수를 줄여도 좋다. 꾸준히 유지할 수 있는 씹는 횟수를 정한 후 습관으로 만들자.

두 번째, 음식을 먹는 순서만 바꿔도 혈당 급상승을 막을 수 있다. 이 방법의 핵심은 식사할 때 채소를 가장 먼저 먹는 것이다. 채소를 먼저 먹고 탄수화물을 나중에 먹는 경우와 탄수화물을 먹고 나서 채소를 먹는 경우의 혈당 수치 변화를 관찰한 결과, 채소를 먼저 먹는 경우가 식후 혈당 상승을 막고 장기적인 혈당 조절 개선에 효과가 있는 것으로 나타났다.[7] 채소를 쌀밥과 함께 섭취하면 식후 혈당 상승을 억제할 수 있다는 논문도 있다.[8]

마지막으로 40세 이후에는 음식을 남김없이 다 먹어야 한다는 생각을 버리는 것이 좋다. 중화요리 식당에서 볶음밥을 주문했는데 생각보다 양이 너무 많아 3분의 1이 남았다면? 아까운 생각이 들더라도 억지로 다 먹으려 하지 말자. 다 먹어봐야 얻는 것은 혈당 급상승과 식곤증뿐이다. 조금 모자란 듯 먹어야 건강에 좋다.

우리는 '음식을 남기면 벌을 받는다'라는 말을 많이 들으며 자랐다. 하지만 그 벌을 내릴 신도 당신이 과식으로 생활습관병에 걸려 수명이 짧아지길 바라지는 않을 것이다.

49

검진은 필수, 관리는 생활
우습게 봤다가
치명적 질환을 일으키는 잇몸병

  40세가 넘으면 절반 이상이 잇몸병을 앓는다.[9] 대개 잇몸병이라고 하면 먼 훗날에나 맞이하게 될 질환이라고 생각하는데, 그렇지 않다. 의외로 일찍 찾아온다. 초기에는 잇몸이 붓거나 양치할 때 피가 나는 정도지만 더 진행되면 치아가 흔들리기도 한다. 잇몸병은 특별한 증상이 없고 서서히 진행되는 경우가 많아 초기에 알아차리기 매우 어려운 질환이다.

  잇몸병은 치료하지 않고 그대로 내버려두면 다양한 합병증을 유발한다. 첫 번째로 심근경색과 같은 심장질환의 위험도가 높아진다.[10] 입안에는 혈관이 많기 때문에 잇몸병의 원인이 되는 입속 세균이 혈관을 따라 온몸으로 흘러들어가기 쉽다. 그러면 어떻게 될까? 염증을 일으켜 혈관벽을 손상시키거나 혈관이 좁아지는 동맥경화증을 불러올 수 있다. 이로 인해 심근경색과 같은 질환의 위험이 증가한다.

두 번째로 잇몸병은 당뇨병과 밀접한 관련이 있다. 입속 세균이 혈관을 통해 온몸으로 퍼지면 체내에 염증이 생기고, 혈당 수치를 조절하는 인슐린 호르몬의 작용을 방해해 혈당 수치가 높아진다.[11] 그렇게 당뇨병에 걸리면 면역 기능이 저하되어 잇몸병이 더욱 심해지는 악순환이 반복된다. 반대로 잇몸병을 치료했더니 혈당 수치가 내려가고 당뇨병이 호전된 사례가 있다.[12] 이 밖에도 잇몸병으로 생긴 혈관 염증에 의해 알츠하이머형 치매에 걸릴 확률이 높아진다는 연구 결과도 있다.[13]

잇몸병 예방, 양치질만으로는 충분하지 않다

잇몸병을 예방하려면 꼼꼼한 양치질은 필수다. 하지만 양치만으로 치아 사이사이에 낀 음식물 찌꺼기까지 깨끗하게 제거하기는 어렵다. 반드시 치실이나 치간 칫솔과 같은 도구를 사용해 일반 칫

솔로 닦기 힘든 부위까지 깨끗하게 닦아야 한다.

문제는 이렇게 관리해도 잇몸병을 100% 예방할 수 없다는 데 있다. 따라서 조기 발견과 치료를 위해 정기적인 치과검진이 필요하다. 평소 잇몸병을 앓고 있는지 미리 점검하고, 스케일링을 통해 치석(플라크)을 제거하면 잇몸병 예방에 도움이 된다. 가능하면 6개월에 한 번, 적어도 1년에 한 번은 꼭 치과검진을 받는 것이 좋다.

잇몸병은 잇몸뿐 아니라 뇌, 심장, 혈관 등 온몸에 문제를 일으킬 수 있는 무서운 질환이다. 6개월에 한 번씩 반드시 치과검진을 받고 식후에 치실이나 치간 칫솔을 사용해 매일매일 꼼꼼하게 양치하는 습관을 들이자. 치아와 잇몸은 물론 몸 전반의 건강까지 지킬 수 있다.

50

앉아 있는 시간이 길어질수록 수명이 짧아진다
다리 떨기의 놀라운 효과

    신종 코로나바이러스 감염증(코로나19)의 확산으로 원격근무나 재택근무와 같은 업무 형태가 늘었다. 그런데 반세기 전에 그리 달갑지 않은 미래를 예견하는 연구 결과가 발표되었다.

    1950년대 런던에서 '루트 마스터'라는 이름의 빨간색 이층버스가 탄생했다. 당시에는 자동 발매기가 없었기 때문에 버스를 운전하는 운전사 외에 차장 한 명이 함께 버스에 타서 버스표를 받았다.

    그 당시 영국에서 사망률이 가장 높은 질환은 심근경색이었다. 런던 종합병원 의과대학 최초의 사회의학과 교수인 제레미 모리스

박사는 이층버스 안을 바쁘게 돌아다니는 차장과 계속 앉아서 운전만 하는 운전사 중 누가 심근경색에 더 잘 걸리는지 연구를 하기 시작했다. 연구 결과 차장보다 계속 앉아 있는 운전사가 심근경색에 걸릴 확률이 더 높은 것으로 나타났다.[14] 이 연구를 계기로 너무 오래 앉아 있는 일이 어쩌면 건강에 좋지 않을지도 모른다는 가설이 제기되었고, 이후 세계 각지에서 관련된 수많은 연구 결과와 논문이 발표되었다.

평상시 운동을 하지 않고 하루에 앉아 있는 시간이 평균 8시간 이상인 사람은 사망률이 약 60% 상승한다는 논문이 있다.[15] 또 앉아 있거나 누워 있는 시간에 비례해 사망 위험도가 높아진다는 논문도 발표되었다.[16] 지금은 전 세계적으로 앉아 있는 시간이 길어질수록 수명이 짧아진다는 인식이 널리 퍼져 있다.

오래 앉아 있으면 왜 건강이 나빠질까?

주로 앉아서 생활하는 방식을 영어로 '세덴터리 라이프스타일 Sedentary lifestyle'이라고 한다. 이러한 좌식 생활방식은 수많은 건강 문제를 일으켜 몸에 매우 나쁜 영향을 미친다. 코로나19가 한창 유행하던 시절, 재택근무가 시작되면서 당뇨병 환자의 HbA1c 수치가 급격하게 나빠지거나 당뇨병으로 진단받는 환자가 늘어난 것도 이와 비슷한 맥락으로 보인다.

앉아 있을 때 가장 문제가 되는 것은 우리 몸의 가장 큰 근육인 대퇴사두근을 거의 사용하지 않는다는 사실이다. 허벅지 앞쪽에 위치한 이 근육을 장시간 사용하지 않으면 혈당 수치를 조절하는 인슐린의 분비가 제대로 되지 않아 혈당이 잘 내려가지 않는다는 의견이 있다. 또 무릎을 펴고 구부리는 게 힘들어져 걷거나 뛰는 데 문제가 발생할 수 있다. 장시간 앉아 있는 것이 습관화되면 신체 활동량이 부족해지고 대사 기능이 저하되며 혈액순환에 문제가 생겨 심장에 부담이 가해질 수도 있다.

다리 떨기는 의외로 건강에 좋다

'근육에 자극이 없는 상태는 건강에 해롭다'라고 주장한 영국의 논문이 있다.[17] 이 논문은 1만 2,000여 명을 대상으로 다리 떨기를 많이 하는 여성과 적게 하는 여성의 사망률을 비교했는데, 다리 떨기를 적게 한 여성의 사망률이 높은 것으로 나타났다. 이는 좋지 않은 행동으로 여겨지던 다리 떨기가 의외로 건강에 도움이 될 수 있다는 놀라운 결과다. 앉아 있는 동안 다리를 떨면 하체의 혈액순환이 좋아져 혈액이 정체되는 것을 막고 심장병 발병 확률을 낮출 수 있다. 평소 책상에 앉아 있는 시간이 길다면 남에게 피해가 되지 않는 범위에서 다리를 떠는 게 건강에는 좋을 수 있다.

앉아서 오래 일하면 아무래도 활동량이 적을 수밖에 없다. 어떤 식으로든 몸을 움직여야 하는데, 다리 떨기가 용이하지 않다면 다리 스트레칭을 해보자. 복잡한 동작은 필요 없다. 앉은 상태에서 한 다리씩 들고 쭉 펴기만 해도 된다. 다리를 쭉 편 상태에서 발목을 위아래로 움직이면 대퇴사두근을 비롯해 다리 전체가 이완·수축되어 강력한 근육 운동 효과를 볼 수 있다. 종아리에 몰려 있던 혈액을 심장으로 끌어올림으로써 전신 혈액순환에 도움이 되고 피로감도 덜게 된다.

스탠딩 책상을 사용하는 것도 건강에 이롭다. 스탠딩 책상은 서서 일할 수 있도록 일반 책상보다 작업 공간을 높게 만든 책상이다. 사용자의 키에 맞춰 높낮이 조절이 가능하다. 스탠딩 책상에서 일하면 다리 근육에 자극을 줄 수 있고, 열량을 소비한다는 측면에서도 효과가 좋다. 실제 북미 지역에서는 서서 일하고 서서 회의하는 문화가 자리를 잡아가고 있다. 구글이나 페이스북과 같은 실리콘밸리의 대기업들도 스탠딩 책상을 적극 도입하는 중이다. 재택근무자라면 건강에 투자한다는 생각으로 스탠딩 책상 구매를 검토할 만하다.

의자에 앉아 일하다가도 30분에 한 번씩 일어나 몸을 움직이는 습관을 들여보자. 마실 물을 챙길 겸 가볍게 움직이거나 주변을 걷는 것도 좋다. 어쩔 수 없이 오래 앉아서 일해야 하는 직업이라면 따로 운동하는 시간을 만드는 게 바람직하다. 신체 활동량이 부족해도 하루에 최소 30분 정도 운동하는 시간을 가지면 질병 발생 위험을 상쇄할 수 있다는 연구 결과가 있다. 반드시 규칙적으로 운동하는 습관을 들이자.[18] 이어서 40세 이후에 알맞은 운동량의 기준에 대해 알아보자.

51

40세 이후 운동을 하지 않으면 건강에 치명적

목표는 빠른 걸음으로 하루 8,000보 걷기

운동보다 건강에 좋은 습관은 없다. 운동은 고혈압, 당뇨병, 비만, 대장암, 폐경 후 여성의 유방암, 우울증, 골다공증, 치매 등 다양한 질환을 예방하는 효과가 있다.

'운동'이라고 하면 대개 운동복을 입고 달리거나 헬스장에서 근력 운동을 하는 이미지를 떠올릴 것이다. 하지만 그렇게까지 거창할 필요는 없다. 하루에 단 15분만 운동해도 운동을 전혀 하지 않는 사람에 비해 사망 위험도를 14% 낮출 수 있다는 연구 결과가 있다.[19]

주변을 보면 비싼 건강검진을 받고 좋은 식자재를 사 먹는 일에 관심은 많지만 정작 운동은 외면하는 사람이 많다. 예방의학 관점에서 볼 때 이것이야말로 본말이 전도된 상황이라 할 수 있다. 건강을 위해 마흔 이후부터 운동은 필수다.

일단 가장 손쉽게 할 수 있는 운동부터 시도해보자. 바로 걷기다. 출퇴근 길과 점심 후 산책 등을 합쳐 하루 8,000보를 목표로 걸어보자. 약 1만 5,000명의 미국인 여성을 대상으로 한 연구에서 '약 8,000보까지는 많이 걸을수록 수명이 늘었다'라는 결과가 나왔다. 단 8,000보를 초과한 이후부터는 더 많이 걸어도 효과에 거의 차이가 없다고 밝혔다.[20]

혹자는 8,000보라는 숫자가 부담스럽게 느껴질 수도 있지만 걱정할 필요는 없다. 생활 스타일에 따라 차이가 있겠지만 출퇴근이나 식사하러 나가는 그 짧은 거리만으로도 3,000~4,000보 정도는 걷게 된다.

일반적으로 스마트폰에 만보기나 걷기 어플 등이 설치되어 있어 하루에 걷는 걸음수를 확인할 수 있다. 평소 걷게 되는 상황이 있다면 거기에 더해서 의도적으로 조금만 더 걸어보자. 내려야 하는 역보다 한 정거장 먼저 내려서 걷기, 장을 보러 갈 때 차를 타지 않고 걷기 등을 하면 8,000보 정도는 어렵지 않게 걸을 수 있다.

빨리 걷기의 대단한 효과

 사람의 심장은 나이가 들수록 점점 딱딱해지고 기능이 나빠진다. 하지만 운동을 하면 온몸으로 혈액을 내보내는 심실이라는 부위에 근육이 생겨 심장 기능이 좋아진다. 빠르게 걷거나 러닝을 하면 심폐 기능이 향상된다는 말을 자주 듣는데, 심장의 기능이 좋아지는 것도 이와 같은 원리다.

 심장 기능이 약해진 사람에게도 운동은 매우 효과적이다. 심부전 환자를 대상으로 한 연구에서 정기적으로 운동을 한 사람은 운동을 하지 않은 사람보다 심장 기능이 개선되는 효과가 있다고 보고되었다.[21]

 운동은 심장 기능의 저하를 방지하는 효과 또한 뛰어나다. 걷기 운동에서 걸음수뿐 아니라 걷는 속도도 매우 중요한데, 걷기 운동에 관한 연구 결과 '같은 걸음수라도 걷는 속도에 따라 건강에 미치는 영향이 달라진다'라는 사실이 밝혀졌다.

 대표적인 연구는 일본에서 실시된 나카노조 연구로, 걷는 속도가 건강에 미치는 영향을 조사했다. 나카노조라는 마을의 주민 5,000여 명을 대상으로 약 15년 동안 생활습관과 건강의 연관성을 조사했는데, 중강도 운동을 20분 이상 지속하면 생활습관병 예방에 효과가 있다는 결과가 나타났다.[22] 참고로 이 연구에서도 8,000보 걷기의 중요성이 언급됐다.

그런데 '중강도'라 하면 어느 정도의 강도인지 감이 잘 오지 않을 것이다. 이를 위해 보다 알기 쉽도록 지표화한 의학 용어 'METs Metabolism(메타볼리즘, 약칭 메츠)'를 사용해 설명해보고자 한다.

METs란 운동의 강도를 나타내는 단위로써 아무것도 하지 않고 그냥 앉아 있을 때가 1METs다. 중강도에 해당하는 운동은 3~5METs, 가볍게 달리는 조깅은 7METs다. 걷기 운동으로 따져보면 보통 빠르기로 걷기는 3METs, 조금 빠른 속도로 걷기는 대략 3.8METs다. 의학적 측면에서 아무 생각 없이 걷기보다 조금 빠른 속도로 걷는 것이 건강에 더 도움이 된다. 따라서 걷기 운동을 할 때는 숨이 차서 옆 사람과 대화하기가 조금 힘들 정도로 빠르게 걷는 것을 목표로 하자.

참고로 평소 걷는 속도가 빠른 사람은 신종 코로나바이러스에 감염되었을 때 중증화되는 비율이 낮다는 연구 결과도 있다.[23] 아직 인과관계에 대한 입증은 충분하지 않지만 걷는 속도가 빠른 사람은 심폐 기능이 단련되어 있어 생활습관병에 잘 걸리지 않고 중증화 위험을 낮출 수 있을 가능성이 크다.

52

뚱뚱하지 않은데 콜레스테롤 수치가 높다면?
유전되기 쉬운 이상지질혈증과 당뇨병

뚱뚱하지 않고 생활습관이 나쁜 것도 아닌데 건강검진을 받을 때마다 콜레스테롤 수치가 높게 나오는 사람이 있다. 이런 사람은 생활습관이 아니라 유전자 때문일 가능성이 있다.

LDL 콜레스테롤은 체내에 필요 이상으로 많아지면 간의 LDL 수용체라는 곳에서 파괴되어 수치가 더 높아지지 않도록 조절되는데, 어떤 사람은 유전자 변이로 인해 LDL 수용체가 제대로 기능하지 못하는 경우가 있다. 그래서 생활습관에 문제가 없는데도 콜레스테롤 수치가 높아진다. 이런 상태를 '가족성 고콜레스테롤혈증'

이라고 한다. 병명만 봐도 알 수 있듯이 유전적 요인에 의한 질환이다. 일본인 5,000명 중 1명 이상에게서 나타나는 질환으로 알려져 있다. 가족성 고콜레스테롤혈증이 있으면 젊은 나이에도 심근경색이나 뇌경색의 위험도가 높아지기 때문에 초기에 약물 투여 등의 적절한 치료가 필요하다.

당뇨병도 유전을 의심하라

콜레스테롤뿐 아니라 당뇨병도 유전적 요인이 강하다. 당뇨병은 크게 1형(췌장에서 인슐린을 전혀 분비하지 못하는 질환)과 2형(잘못된 생활 습관에 의해 인슐린의 기능이 저하된 질환)으로 나뉘는데, 그중 2형 당뇨병이 유전적 요인이 강하다(당뇨병 환자의 90%가 2형 당뇨병이다). 도쿄대학교와 오사카대학교가 공동으로 진행한 연구에서 일본인을 포함한 동아시아인 약 7만 7,000명의 유전자를 분석한 결과 183개의 유전자 영역이 2형 당뇨병과 관련이 있다는 사실을 밝혀냈다.[24]

혈당이 높아지면 췌장에서 인슐린이라는 호르몬을 분비하고, 이 인슐린의 작용에 따라 혈당이 내려간다. 이때 유전적 요인에 따라 혈당 수치가 내려가는 정도가 달라 2형 당뇨병에 걸리기 쉬운 사람과 잘 걸리지 않는 사람이 확실하게 구분된다.

이상지질혈증이나 당뇨병은 생활습관병으로 불리다 보니 마치 게으른 사람들이 걸리기 쉬운 질환으로 오해받는다. 하지만 사실은 타고난 유전자라는 조건의 영향을 받는 질환이다. 안타깝게도 인간은 태어나는 순간부터 평등하지 않다. 특히 건강 측면에서 유전적 요인으로 인한 질병의 위험도가 저마다 다르다.

안타깝지만 유전자는 바꿀 수 없다

유전자를 바꾸는 것은 현대 의학으로 불가능한 일이다. 부모나 조부모 중 당뇨병이나 이상지질혈증 병력이 있다면 같은 질병에 걸릴 유전자를 물려받았을 가능성이 높다. 만일 그런 유전자를 가지고 있다면 하루빨리 자신의 핸디캡을 받아들이고 올바른 생활습관을 유지하기 위해 남보다 더 의식적으로 노력해야 한다.

필요하다면 약물치료도 적극적으로 병행하는 게 좋다. 흔히 당뇨병이나 이상지질혈증 약은 한 번 복용하면 평생 복용해야 한다는 생각 때문에 약 처방을 거부하는 사람들이 꽤 많다. 그건 잘못된 생각이다. 오히려 약물치료를 차일피일 미룰수록 혈관 합병증이 발생할 위험을 높이기 때문에 절대 간과해선 안 된다. 만약 검사 결과에서 이상 수치가 나왔다면 빨리 병원을 찾아 제대로 된 치료를 시작해야 한다. '스타틴'이라는 종류의 고지혈증 치료제나 혈당 수치를 조절하는 약을 복용하면서 생활습관을 개선하면 건강을 유지하는 데 도움이 될 것이다.

한때 'DTC^{Direct To Customer} 유전자 검사'가 일본에서 화제가 된 적이 있다. 일반 소비자가 의료기관을 거치지 않고 유전자 검사업체에 직접 의뢰해 유전적 질환 가능성을 확인할 수 있는 검사 방법이다. 구강 상피세포와 같은 신체의 일부 조직을 채취해 그 유전자를 분석하면 생활습관병과 같은 질환에 걸릴 확률 등을 알 수 있다고 한다. 자신의 유전자를 모두 분석할 수 있다고 하니 놀랍고 신기하지만, DTC 유전자 검사의 정확도가 아직 확실하게 입증되지 않았다.[25] 의료인으로서 볼 때 DTC 유전자 검사는 그저 '오늘의 운세' 수준의 검사라고 생각한다.

이미 미국에서는 DTC 유전자 검사의 타당성을 증명할 수 없다는 이유로 검사를 규제하고 있다. 사실상 검사가 금지된 상태다. 미국의 규제 여파 때문인지 일본에서는 유전자 검사업체들이 매우 과열된 양상을 보인다.

유전자 정보에 기반한 의료는 향후 더 많은 기대를 받겠지만 지금 단계에서는 유효성을 입증할 만한 근거가 충분하지 않다. 그러므로 현재로서는 가족력이 있는 질환에 스스로 주의를 기울이는 편이 바람직하다.

53

잠은 부족해도 문제, 너무 많이 자도 문제

이상적인 수면 시간은 하루 7시간

　수면은 건강의 핵심이다. 환자와 상담할 때 꼭 수면 시간을 확인하는데, 잠을 잘 잔다고 대답한 사람도 수면 시간이 4~5시간밖에 되지 않는 경우가 꽤 많다.

　일반적으로 적당한 수면 시간은 어느 정도일까? 우선 수많은 연구를 통해 수면 시간이 6시간 이하면 건강에 해롭다는 사실이 밝혀졌다. 수면 시간이 6시간 미만인 사람은 고혈압이나 당뇨병에 걸릴 확률이 높아진다는 연구 결과도 있다.[26] 고혈압과 같은 생활습관병이 있는 성인 1,600여 명의 수면 시간을 조사한 결과, 수면 시간이

6시간 미만인 사람은 암이나 심근경색으로 인한 사망률이 높아진다는 분석이 나왔다.[27]

수면 시간이 짧아지면 식욕을 억제하는 렙틴 호르몬의 분비량이 줄고, 식욕을 촉진하는 그렐린 호르몬의 분비량이 늘어난다. 그 결과 쉽게 살찌는 몸이 된다는 의견이 있다.[28]

수명을 연장하는 똑똑한 수면법

3~4시간만 잠을 자도 체력을 회복할 수 있는 사람을 '쇼트 슬리퍼Short Sleeper'라고 한다. 최근 연구를 통해 이런 사람은 유전에 의한 영향이 크다는 사실이 밝혀졌다. 쇼트 슬리퍼의 유전자를 분석한 결과 DEC2 유전자와 ADRB1 유전자에 돌연변이가 생긴 것으로 판명되었다.[29, 30]

쇼트 슬리퍼의 유전자를 가진 사람이라 하더라도 계속해서 짧은 수면 시간을 유지하면 건강에 문제가 없는지 아직 뚜렷하게 밝혀진 바 없다. 일반적인 유전자를 가진 사람일 경우 3시간 미만의 수면 시간을 계속 유지하면 당연히 건강에 좋을 리 없다. 수면을 충분히 취하지 않는 것은 건강에 매우 위험한 행동이므로 충분한 수면 시간을 반드시 확보해야 한다.

일본인 10만 명의 수면 시간을 통계 낸 연구에서 수면 시간이 7시간보다 짧으면 짧을수록 수명이 줄어든다는 결과가 나타났다.[31] 여성의 경우 수면 시간이 4시간 미만인 사람은 7시간인 사람보다 사망률이 약 2배로 높다는 사실도 밝혀졌다.

그렇다면 반대로 너무 오래 자는 사람은 어떨까? 같은 연구에서 '8시간 이상 잠을 자는 사람은 7시간 잠을 자는 사람보다 수명이 짧다'라고 보고되었다.[32] 이 연구에서 신체에 어떤 나쁜 영향을 미칠 수 있는 요인, 예를 들면 나이나 생활습관병 등으로 인해 수면 시간이 길어지는 것인지, 긴 수면 시간 자체가 몸에 나쁜 영향을 미치는 것인지에 대한 인과관계는 밝혀지지 않았다. 하지만 잠을 너무 오래 자는 것이 잠을 너무 조금 자는 것만큼 건강에 해롭지는 않은 것으로 보인다. 현재는 '잠을 너무 안 자면 수명이 줄어들 위험도가 높아지고, 잠을 너무 많이 자도 그럴 가능성은 있다' 정도로 증명된 상태다.

다양한 수면 연구를 통해 '장수하는 데 가장 효과적인 수면 시간은 대략 7시간 정도'로 밝혀졌다. 수면의 질에 관해서도 많은 연구가 이루어지고 있는데, 수면의 질을 높이기 위한 효과적인 방법은 다음과 같다.

- 잠자리에 들기 1시간 30분 전쯤 목욕을 해서 심부 체온을 높인

다. 목욕 후 심부 체온이 점점 내려가면서 피부 체온(몸의 표면 온도)과 차이가 줄어들면 잠이 잘 온다.
- 자기 전에 술을 마실 경우 1잔 정도가 알맞다. 너무 많이 마시면 수면의 질을 떨어뜨릴 우려가 있다.
- 자기 전에는 스마트폰을 하지 않는다. 잠들기 전에 스마트폰을 하면 뇌가 밤이 아니라 낮으로 착각해서 잠이 오게 만드는 멜라토닌 호르몬의 분비량이 줄어든다. 게다가 스마트폰이 옆에 있으면 자꾸 만지게 되므로 침실에 스마트폰을 가지고 들어가지 않는다. 충전은 되도록 거실에서 하는 습관을 들이자.
- 아침에 잠에서 깨면 햇볕을 쬐면서 체내 시계를 조절한다.

위에서 소개한 방법 중 자신에게 맞는 방법을 찾아 수면의 질을 높이고 7시간 수면을 목표로 규칙적인 생활 리듬을 만들어보자.

54

귀가 잘 들리지 않고, 친구가 적은 사람이라면 주의!

치매를 예방하는
12가지 방법

　예방의학의 마지막 관문은 바로 치매다. 전 세계에서 매년 약 1,000만 명이 치매에 걸리는 것으로 밝혀졌다.[33]

　치매는 직접적인 사인이 되지는 않지만 건강상 여러 문제를 일으켜 사망 위험을 높인다. 치매에 걸리면 식사를 제대로 하지 못할 수 있고 음식이나 타액이 기도로 넘어가 생기는 오연성 폐렴에 걸리기 쉽다. 낙상으로 골절을 일으킬 수도 있다. 이런 복합적인 요인의 영향으로 치매 발병 후 생존 기간은 7~10년 정도로 알려졌다.[34]

　무엇보다 치매에 걸리면 가족과의 소통이 어려워지므로 노년의 삶을 편안하게 보내기 위해서라도 치매 예방에 힘써야 한다.

최근에는 치매 예방을 위한 대책이 어느 정도 마련되어 있다. 2020년 국제 의학학술지 《랜싯》은 '치매를 유발하는 12가지 위험 요소'를 선정하고 그에 대한 대책을 세워 관리하면 최대 40%까지 치매를 예방할 수 있다는 연구 결과를 게재했다.[35] 여기서 말하는 12가지 위험 요소는 낮은 교육 수준, 난청, 고혈압, 비만, 흡연, 우울증, 사회적 고립, 운동 부족, 당뇨병, 과음, 머리 외상, 대기 오염이다.

생활습관병에 걸리면 치매에 걸리기 쉽다?

생활습관병과 치매는 밀접한 관계가 있다. 생활습관병이 동맥경화를 일으킨다는 사실을 앞에서 설명했는데, 이는 뇌혈관에도 영향을 미친다.

뇌혈관이 막혀 몸이 마비되는 뇌경색이 아니더라도 자신도 모르는 사이에 뚜렷한 증상이 없는 '무증상 뇌경색'이 발생하기도 한다. 이로 인해 뇌혈관이 서서히 막혀 뇌로 가는 혈류량이 부족해지면 치매로 발전할 수 있다. 이런 상태를 '뇌혈관성 치매'라고 한다. 알츠하이머형 치매 다음으로 흔하게 나타나는 치매 유형이다. 즉 고혈압이나 당뇨병 같은 생활습관병이 있으면 치매에 걸릴 확률이 높아지고, 담배를 피우는 사람이라면 담배의 악영향에 동맥경화의 영향까지 더해져 치매에 걸릴 확률이 더욱 커진다.

치매의 12가지 위험 요소 중 눈에 띄는 것이 있는데, 바로 '난청'이다. 뇌는 오감에 의해 자극을 받아들이는데 청각적 자극이 사라지면 뇌 기능의 저하로 이어질 수 있기 때문이다.

치매와 멀어지고 싶다면 해야 할 일

중년기의 청력 저하는 뇌에서 기억을 담당하는 해마나 측두엽의 위축으로 이어진다는 연구 결과가 있다.[36] 난청으로 인한 치매를 예방하려면 보청기를 사용하는 것이 좋다. 보청기를 사용하면 인지 기능의 저하를 늦출 수 있다.[37]

본인이나 부모님이 예전보다 소리를 잘 듣지 못한다는 느낌을 받는다면 그저 나이 탓이러니 하고 넘기지 말고 이비인후과에 방문해 청력검사를 받아보길 권한다. 보청기가 필요한 상태라면 하루 빨리 보청기를 착용해야 치매의 위험을 낮출 수 있다.

치매의 위험 요소 중 또 하나 눈에 띄는 사항은 '사회적 고립'이다. 사회적 고립이란 타인과의 관계가 단절된 상태를 말한다. 81만 명의 자료를 분석한 연구에 의하면 독신이나 배우자가 사망한 경우 결혼한 사람보다 치매에 걸릴 확률이 높다는 결과가 나왔다.[38] 런던의 한 연구팀이 약 1만 명을 대상으로 진행한 추적 조사에서도 친한 사람들과 교류가 적을수록 치매에 걸릴 확률이 높다는 결과가 나타났다.[39]

배우자의 존재는 치매 예방에 긍정적인 작용을 한다. 설령 혼자 산다고 하더라도 시간을 공유할 수 있는 친한 사람들과 끊임없이 교류하는 일은 치매 예방에 매우 효과적이라고 할 수 있다. 주변 사람들과 관계를 유지하는 일에 소홀히 하지 말자.

참고로 12가지 위험 요인에 식사와 수면은 포함되어 있지 않다. 하지만 앞에서 설명했듯 지중해식 식사가 치매 위험성을 낮추는 데 도움이 된다는 연구 결과가 있다. 꾸준히 실천해보자.

60분 이상의 낮잠은 오히려 독

'9시간 이상의 수면은 치매 발병 위험을 증가시킨다'라는 미국 대학의 연구 결과가 있다.[40] 일본에서도 일반인들을 대상으로 한 연구에서 '수면 시간이 5시간 미만과 10시간 이상인 경우 치매 발병 위험도가 높아졌다'라는 결과가 보고되었다.[41]

앞에서도 설명했듯 치매를 예방하려면 7시간 정도의 수면 시간을 확보해야 한다. 낮잠과 치매의 관계에 관한 연구가 다양하게 진행되고 있는데, 60분 미만의 낮잠은 알츠하이머형 치매 위험을 낮추는 효과가 있는 것으로 나타났다. 반면 60분 이상의 낮잠은 치매 위험을 높인다는 연구 결과가 있다.[42] 약 2,500명의 고령자를 대상으로 한 미국의 연구에서 '낮잠 시간이 길수록 기억력 저하가 발생했다'라는 결과가 나왔다.[43] 연구 결과들을 종합해보면 낮잠은 1시간 이내로 자는 것이 건강에 좋다.

두뇌 훈련은 정말 치매 예방에 효과가 있을까?

치매 예방 차원에서 두뇌 훈련을 하는 사람들이 많다. 두뇌 훈련이 정상적인 뇌를 더욱 활성화한다는 연구 결과가 있지만, 치매 예방에도 확실히 효과가 있는지는 아직 입증되지 않았다.[44] 정상적인 뇌를 활성화한다는 것(제로에서 플러스)과 치매 예방을 위한 것(마이너스에서 제로)은 비슷하긴 하지만 다른 개념이기 때문이다.

치매를 예방하고 싶다면 생활습관병에 걸리지 않도록 평소 운동을 하거나 식사에 신경 쓰면서 규칙적인 생활을 하는 게 먼저다. 청력이 떨어졌다고 느끼면 바로 이비인후과에 가고, 친한 사람들과 교류를 계속 이어 나가는 데 신경 써야 한다.

55

사우나는 정말 건강에 도움이 될까?
콩팥을 망가뜨리는 사우나의 두 얼굴

몇 년 전 사우나를 무대로 한 드라마의 영향으로 한동안 일본에서 사우나 붐이 일었다. 사우나와 냉탕을 번갈아 들어갔다가 나와 휴식을 취할 때 느끼는 극도의 개운함과 편안함의 경지, 사우나 애호가들은 이 느낌을 한 번 경험하면 절대 그 매력에서 빠져나올 수 없다고 말한다. 그렇다면 건강 면에서는 어떨까?

사우나가 건강에 도움이 된다는 몇 개의 연구가 있는데, 우선 치매 예방과의 관련성이다. 핀란드인 1만 4,000여 명을 대상으로 실시한 연구에서 한 달에 9~12회 사우나를 이용하는 사람은 이용 횟수가 4회 이하인 사람과 비교했을 때 치매 위험이 적은 것으로 나타났다.[45] 핀란드에서 2,000명의 남성을 대상으로 한 연구에서도 사우나 이용 횟수가 많을수록 치매나 알츠하이머병에 걸릴 위험이 낮다는 결과가 나왔다.[46]

마찬가지로 핀란드에서 남성 1,600명을 대상으로 고혈압과 사우나의 관계를 조사한 결과, 사우나 이용 횟수가 많을수록 고혈압 위험이 저하되는 것으로 나타났다.[47] 2,000명의 중년 남성을 대상으로 한 연구에서도 사우나는 심장질환 및 사망률 저하와 관련이 있다고 증명되었다.[48]

이외에도 사우나가 건강에 도움이 된다는 연구 결과가 많지만 전부 그대로 받아들일 수만은 없다. 그 이유는 사우나와 관련된 대부분의 연구가 핀란드에서 진행되었기 때문이다.

건식 사우나가 신부전을 부른다

사실 핀란드 사우나와 우리가 평소 접하는 사우나는 차이가 매우 크다. 우리가 하는 사우나는 대개 '건식 사우나'로, 온도가 70~100도로 높고 습도는 20% 정도로 낮은 것이 특징이다. 반면 핀란드 사우나는 대부분 '습식 사우나'다. 온도는 40~50도 정도로 낮은 편이고 습도는 100%에 가깝다. 사우나를 하는 방식이 정반대다. 당연히 사우나가 인체에 미치는 영향 또한 달라질 가능성이 있다. 참고로 건식 사우나에서는 탈수를 조심해야 한다. 수분을 보충하지 않고 장시간 사우나에 들어가 있으면 콩팥에 큰 부담이 된다.

일반적으로 콩팥 기능이 저하되는 급성 신부전의 원인은 크게 세 가지로 나뉜다. 첫 번째는 콩팥 자체에 염증이 발생하는 '신성', 두 번째는 콩팥과 방광 사이에 있는 요관이 막혀서 발생하는 '신후성', 세 번째는 탈수로 인해 콩팥으로 공급되는 혈액량이 감소하여 발생하는 '신전성'이다.

사우나로 인해 탈수 증세가 생기면 신전성 신부전이 발생할 가능성이 크다. 간혹 사우나에서 나오자마자 바로 물을 마시면 된다고 생각해 무리해서 사우나를 하는 사람들이 있다. 하지만 그렇게 생긴 일과성 신전성 신부전이 콩팥의 요세관 질환으로 이어진다는 연구 결과가 있다.[49] 탈수가 콩팥을 서서히 망가뜨릴 가능성이 있다는 의미다.

또한 탈수 상태가 되면 혈액 속 수분량이 줄어들기 때문에 혈액이 농축되어 뇌경색이나 통풍, 요관 결석이 발생할 위험성이 높아진다. 사우나 중에 수분을 충분히 섭취하지 않아 뇌경색을 일으킨 사례도 있다.

건식 사우나가 건강에 도움이 된다고 말할 수 있는 명확한 근거는 없다. 하지만 사우나를 하면서 땀을 흘리면 확실히 기분이 좋아지고 스트레스가 해소된다. 몇 가지 주의사항을 지키며 적당히 즐긴다면 건강에 긍정적인 효과가 있다고 본다.

주의사항은 다음과 같다. 먼저 사우나 내에서 오랜 시간 머물지 않는다. 오래 있으면 체온이 급격히 상승해 혈압이 높아지고 탈수의 위험이 있다. 또 사우나 이용 전후로 물을 충분히 섭취해 탈수를 방지해야 한다. 사우나 이용 후 적절한 휴식을 취하는 것도 중요하다.

56

금연 성공의 비결
'담배도 질병이다'라고 생각 바꾸기

'담배는 백해무익하다'라고 하지만, 이 표현은 정확하지 않다. 누군가와 함께 담배를 피우면 상대와 공감대가 형성되어 더욱 밀도 있는 대화를 나눌 수 있고, 긴장이 완화되며 기분 전환이 된다는 장점이 있기 때문이다. 하지만 이러한 장점에 비해 단점이 압도적으로 많다. 흡연은 모든 질환에 영향을 미친다.

담배에 포함된 니코틴은 혈관을 수축시키는 작용을 하므로 고혈압의 원인이 된다. 또 잇몸의 혈관이 수축해 잇몸에 산소가 제대로 공급되지 않으면 세균이 쉽게 번식해 잇몸병을 유발한다. 인슐린 분비가 억제되고, 인슐린의 작용을 돕는 아디포넥틴이라는 호르몬의 분비량도 감소해 당뇨병에 걸릴 위험성이 커진다.

흡연만큼 건강에 악영향을 미치는 생활습관은 없다고 해도 과언이 아니다. 이런 이유로 많은 나라에서 엄격한 금연 정책이 시행되고 있다. 우리나라의 경우 2015년에 담배 가격 인상과 함께 실내 흡연이 전면 금지되었다. 일본에서는 2010년에 담배 가격과 담뱃세가 인상되었고, 건강증진법 개정에 따라 2020년부터 실내 흡연이 원칙적으로 금지되었다. 일본의 흡연자는 약 1,400만 명 정도로 알려져 있는데, 흡연자에 대한 부정적인 인식 때문인지 4명 중 1명은 담배를 끊길 원하는 것으로 나타났다.[50]

담배가 건강에 미치는 악영향

- **암 발생률 증가**
  (폐암, 식도암, 인두암, 구강암, 췌장암, 위암, 간암, 방광암 등)

- **만성폐쇄성폐질환(일명 담배병)과 천식의 위험 증가**

- **생활습관병 악화**
  (고혈압, 당뇨병, 이상지질혈증, 대사증후군)

- **골다공증 진행**

- **잇몸병 진행**

- **복부 대동맥류 진행**

- **갱년기가 빨리 시작됨.**

마약만큼 중독성이 강한 니코틴

　금연 방법에 관한 책이 많이 나와 있고, 다양한 방법으로 금연에 도전하지만 도중에 실패하는 사람들이 적지 않다. 금연에 실패한 사람들에게 알려주고 싶은 것은 '흡연=질병'이라는 사실이다. 금연을 앞두고 있다면 이 개념을 이해하는 것이 무엇보다 중요하다.

　금연이 어려운 근본적인 원인은 니코틴에 대한 뇌의 의존성 때문이다. 담배를 피우면 니코틴이 뇌의 복측피개영역Ventral Tegmental Area, VTA*에 있는 니코틴 수용체와 결합한다. 이때 도파민과 노르에피네프린과 같은 신경전달물질이 분비되어 편안한 기분을 느끼게 된다. 이렇게 되면 흡연자의 뇌는 본능적으로 니코틴 농도가 계속 유지되길 원한다. 그 결과 뇌는 이러한 신경전달물질의 분비를 니코틴에 의존하게 되는 것이다.

　이런 의존 상태에서 담배를 끊으면 어떻게 될까? 니코틴 성분이 체내에 들어오지 않아 뇌에서 신경전달물질을 충분히 분비할 수 없게 된다. 그 결과 두통, 짜증, 불안과 같은 금단 증상이 나타난다.

　사실 니코틴은 불법 약물인 헤로인이나 코카인만큼 중독성이 강하다.[51] 담배의 유해성을 생각한다면 법률로 금지할 수도 있다. 하지만 흡연자가 워낙 많고 갑자기 흡연을 금지하면 혼란을 초래할

＊ 중뇌에 있는 신경세포들의 집합으로, 도파민을 분비해 온몸으로 전달하는 보상 체계이자 쾌락 중추.

가능성이 있기 때문에 우선은 앞에서 설명한 바와 같이 금연 대책을 통해 흡연율을 낮추려는 것이다.

금연클리닉 치료를 적극 활용하자

담배는 약물만큼 의존성과 중독성이 강하다. 병을 치료하기 위해 병원에 가야 하는 것처럼 금연하기 어렵다면 금연클리닉에서 치료를 받는 것이 좋다.* 금연클리닉에서는 일정 조건을 만족하면 보험이 적용되어 합리적인 가격에 치료를 받을 수 있다.

금연을 치료하는 방법도 시대에 맞춰 변하고 있다. 소량의 니코틴이 포함된 니코틴 껌이나 니코틴 패치를 이용하던 예전의 방식이 여전히 사용되고 있지만, 더 나아가 신경전달물질을 제대로 분비하지 못하게 된 뇌에 재활 기간을 주는 치료도 병행하고 있다.

일본에서는 2020년 12월부터 최초로 금연앱을 처방하는 것도 보험 적용이 가능해졌다. 의사가 약이나 파스 등을 처방하는 것처럼 금연앱을 처방할 수 있게 된 것이다. 니코틴 껌이나 패치가 니코틴의 신체적 의존도를 낮추기 위한 것이라면, Cure App사에서 제작한 금연앱은 채팅 기능을 이용해서 금단 현상에 대한 대책을 세우

---

* 우리나라는 보건소에서 금연치료 지원사업을 제공하고 있어 무료로 치료받을 수 있다.

거나 금단 증상을 기록하는 등의 행동을 통해 담배의 심리적 의존도를 낮춘다. 금연 시 이 앱을 병용한 결과, 6개월 후 금연 지속률이 약 64% 높아졌다는 연구 결과가 있다.[52]

이러한 결과를 바탕으로 금연앱이 약과 비슷한 정도 또는 그 이상의 가치가 있다는 사실이 인정되어 치료 비용의 30%만 개인이 부담하면 되는 보험 진료 항목이 생겼다. 혼자 도전하다 실패하는 것보다 신체적, 심리적 측면에서 적절한 도움을 받는 것이 금연하는 데 효과적일 수 있다.

한편 최근 들어 일반 담배 대신 전자 담배를 피우는 사람들이 늘고 있다. 건강에 덜 해로울 거라는 생각과 휴대가 간편하다는 점 때문에 젊은 층에서 특히 선호한다.

실제로 6개월간 일반 담배를 IQOS아이코스(가열식 담배)로 바꾸었더니 HDL 콜레스테롤 수치가 높아졌다는 연구 결과가 있고, 가열식 담배가 일반 담배보다 건강에 덜 해로울 것이라는 데이터도 있다.[53] 한편 전자 담배에 관한 명확한 연구 결과가 나오지 않았지만 이로 인해 중증 폐렴이 발생한 사례가 확인되기도 했다.[54] 가열식 담배든 전자 담배든 둘 다 아직 안정성이 확인되지 않은 것이다.

'담배를 끊지 못하는 것은 병'이라는 사실을 받아들여 흡연도 다른 질환과 마찬가지로 치료가 필요하다는 것을 인정해야 한다. 금연은 의지의 문제만은 아니기 때문이다.

57

건강수명 줄이는 골다공증의 위험성
하면 할수록 대단한 햇볕 쬐기의 힘

건강수명을 연장하려면 나이가 들수록 골다공증 예방이 무엇보다 중요하다. 24시간 응급환자를 치료하는 병원에서 흔히 볼 수 있는 광경으로 다음과 같은 사례들이 있다.

골다공증으로 뼈가 약해져 있다 → 낙상 등의 이유로 골절이 발생해 구급차에 실려 온다 → 입원해 있는 동안 근력이 약해진다 → 퇴원 후 휠체어를 타거나 병상에 누워지낸다

골다공증이 심하면 살짝만 넘어져도 뼈가 부러지기 쉬워 자기 힘으로 움직이고 생활하는 건강수명을 잃을 가능성이 있다. 특히 고관절을 지탱하는 대퇴골이라는 허벅지뼈에 골절이 발생하기 쉬우므로 평소 주의가 필요하다.

후생노동성의 통계에 따르면 일본에서 간호나 보호가 필요하게 되는 원인 중 약 20%가 골다공증을 포함한 관절질환 또는 골절과 낙상이다.[55]

특히 여성이 골다공증을 조심해야 하는 이유

골다공증은 노화나 식습관에 의해 골밀도가 저하되는 질환이다. 나이가 들면 남녀 모두 조심해야 하는 질환이지만 완경기 여성은 특히 주의해야 한다.

우리 몸에는 뼈를 만드는 역할을 하는 골아세포와 뼈를 분해하고 흡수하는 역할을 하는 파골세포가 존재한다. 두 가지 세포가 한 팀을 이루어 활성화할 때 뼈의 신진대사가 이루어진다. 하지만 파골세포가 지나치게 활성화하면 이 항상성이 깨져 골 흡수량이 많아지면서 뼈가 약해진다. 따라서 두 세포 사이의 균형이 유지되도록 감시자가 필요하다.

여성의 경우 난소에서 분비하는 에스트로젠이라는 호르몬이 감시자 역할을 함으로써 파골세포를 조절한다. 그런데 완경이 되면 에스트로젠 분비량이 갑자기 줄어들기 때문에 파골세포를 제대로 조절할 수 없게 되어 뼈가 약해진다. 완경 후에는 여성호르몬의 저하로 LDL 콜레스테롤 수치가 높아지기 쉽고 열감, 안면홍조, 수면장애 등 여러 가지 갱년기 증상이 나타난다. 하지만 무엇보다 골다공증에 관한 주의가 필요하다.

하루 15분, 햇볕 쬐기로 골다공증 예방

일상생활에서 골다공증을 예방하는 가장 효과적인 행동은 바로 '햇볕을 쬐는 일'이다. 햇볕을 쬐면 피부에서 자외선에 의한 반응이 일어나 비타민D가 만들어진다. 비타민D는 장에서 칼슘의 흡수를 촉진하는 작용을 하는데, 비타민D가 부족하면 장이 칼슘을 제대로 흡수하지 못해 뼈가 약해지는 원인이 된다.

피부가 자외선에 지나치게 노출되면 피부암에 걸릴 수 있다는 부정적인 인식도 있지만, 골다공증을 예방하기 위해서는 적절하게 햇볕을 쬐는 일이 매우 중요하다. 참고로 자외선은 유리를 통과하지 못하므로 실내에서 햇볕을 쬐는 건 의미가 없다는 사실도 알아

야 한다.[56]

　얼마나 햇볕을 쬐어야 하는지 적정 시간에 관한 명확한 기준은 없지만, 성인의 경우 하루에 약 600IU의 비타민D가 필요한 것으로 알려져 있다. 미국 마이애미와 보스턴에서 실시한 연구 결과에 의하면 400IU의 비타민D를 합성하기 위해서는 정오를 기준으로 했을 때 5분 정도 햇볕을 쬐어야 한다는 데이터가 있다.[57] 따라서 하루 15분 정도 햇볕을 쬐면 비타민D가 충분히 생성된다고 볼 수 있다. 단, 햇볕을 쬘 때 안과질환의 예방을 위해 선글라스를 착용하는 게 좋다.

　야외로 나가지 않고 실내에서 햇볕을 쬐고 싶다면 창문과 방충망을 활짝 열고 바지와 소매를 모두 걷어 올린 후 선크림을 바르지 않은 상태로 햇볕을 쬔다.

음식을 통해 비타민D를 섭취할 수 없다면?

　비타민D는 어류, 버섯류, 달걀 등에 많이 포함되어 있고 채소에는 거의 들어 있지 않다. 따라서 채식주의자인 경우 비타민D가 결핍되기 쉽다.

　오랫동안 햇볕을 쬐지 못하거나 음식을 통해 비타민D를 전혀 섭취하지 못할 경우 비타민D 결핍이 생길 수밖에 없다. 따라서 이럴 때는 차선책으로 비타민D 보충제를 섭취하도록 한다. 앞에서 설명한 바와 같이 일반인에게는 비타민D 보충제가 그다지 효과적이지 않을 수 있지만, 그 영양소를 전혀 섭취할 수 없는 사람에게는 유익할 수 있다.

나이가 들면서 골밀도가 줄어드는 현상은 피할 수 없다. 그래서 고령자에게 골다공증 검사는 질병 예방 차원에서 매우 필요하다. 나라마다 정부나 지자체에서 무료 검사 쿠폰을 발행하는 곳도 있고 가까운 내과나 정형외과 등에서 쉽게 검사를 받을 수도 있다. 검사를 통해 골다공증이 발견되었다면 뼈를 강하게 만드는 약물을 복용해야 한다.

국제골다공증재단International Osteoporosis Foundation, IOF에서는 65세 이상 여성과 70세 이상 남성은 주기적으로 골밀도 검사를 실시할 것을 권장하고 있다.[58] 여성이 남성보다 골다공증이 발생하기 쉬우므로 조금 더 일찍 권장된다.

죽기 전까지 내 힘으로 걷고 움직이려면 하루 15분 햇볕을 쬐며 산책하는 시간을 갖자. 부모와 자녀가 함께한다면 골다공증 예방은 물론 온 가족의 건강수명을 연장하고 행복한 노년을 준비하는 데 더욱 효과적일 것이다.

58

많은 장점에 비해 잘 알려지지 않은 예방접종
고령자에게 도움 되는 예방접종 두 가지

고령자에게 큰 도움이 되지만 많은 사람이 잘 알지 못하는 예방접종이 있다. 바로 '폐렴구균 예방접종'과 '대상포진 예방접종'이다.

폐렴구균은 체내에 들어와 폐렴을 일으키는 세균이다. 증상이 심해지면 균이 폐에서 혈액 안까지 들어가 온몸으로 퍼지는 균혈증을 유발하는데, 이는 3명 중 1명이 사망에 이르게 되는 아주 무서운 질환이다. 특히 고령자에게 매우 치명적인 감염병이다.

폐렴구균 감염을 예방하기 위해 일본은 '23가 폐렴구균 예방접종'과 '13가 폐렴구균 예방접종'을 실시하고 있다. 23가 백신은 고령자를 위한 접종으로 2014년부터 국가 예방접종 사업 중 하나로 시행 중이다. 65세 이상 또는 60~65세 미만 중 심장 등에 지병을 앓고 있는 사람은 전액 무료이거나 일부 금액을 나라에서 지원하고 있다. 13가 백신은 주로 영유아의 감염을 예방하기 위한 목적으로 접종하고 있다. 유럽이나 미국에서는 영유아에게 13가 백신을 접종했더니 고령자의 감염률 또한 줄어들었다는 연구 결과가 있다.[59]

폐렴구균은 대개 영유아의 코나 목 점막에 존재하는 균으로, 백신 접종을 받은 영유아의 보균율이 감소함에 따라 영유아에서 고령자로 확산하는 폐렴구균 감염률 역시 줄어든 것으로 보고 있다. 하지만 일본인을 대상으로 한 명확한 근거가 부족하므로 현 단계에서 고령자에 대한 접종은 선택 접종으로 분류되어 있다.

두 종류의 백신 모두 접종하면 예방 효과 극대화

미국 질병통제예방센터[CDC] 산하 예방접종자문위원회[ACIP]는 이전부터 고령자에게 23가 백신 접종과 함께 13가 백신을 추가 접종하도록 권장하고 있다. 즉 해외에서는 13가 백신이 고령자에게도 효과가 있다고 보는 것이다.

나라마다 방침이 다르긴 하나 예방 효과에 대한 근거가 충분하므

두 종류 폐렴구균 백신의 차이점

23가 백신	항목	13가 백신
넓음	대응 범위	조금 좁음
있음	항체 형성 능력	매우 강함
없음	면역 기억 반응	있음
5년마다 재접종	접종 횟수	평생 1회 접종
65세 이상, 또는 2세 이상의 고위험군	접종 대상	65세 이상, 생후 2개월~6세 영유아
65세 이상, 혹은 60~65세 미만의 기저질환자 (※ 지역에 따라 다름)	지원 대상	없음
13가 백신에 비해 조금 저렴함	가격	조금 비쌈

로 국가에서 지원해 무료로 접종할 수 있는 23가 백신이 있다면 꼭 접종하자.* 13가 백신 접종은 비용이 들기는 하지만, 감염되었을 때 중증화될 위험도가 높은 기저질환자라면 접종할 것을 권한다.

* 우리나라의 경우 65세 이상이면 보건소와 지정 의료기관에서 23가 폐렴구균 백신을 무료로 접종받을 수 있다.

두 가지 백신은 국가 지원 여부 외에도 지속 기간에 큰 차이가 있다. 23가 백신의 지속 기간은 5년이다. 따라서 5년마다 재접종이 필요하지만 13가 백신의 지속 기간은 평생이다. 한 번만 접종하면 되기 때문에 13가 백신 접종이 더 간편하다.

또 폐렴구균은 현재 90종 이상의 혈청형이 존재하는데, 두 가지 백신이 대응할 수 있는 수도 다르다. 23가 백신은 이름처럼 23가지 종류의 혈청형에 대응하고, 13가 백신은 13가지 종류의 혈청형에 대응한다. 13가 백신이 대응하는 수는 적지만 폐렴을 일으키는 대표적인 폐렴구균에 대한 효과는 더 뛰어난 것으로 알려져 있다.

두 종류의 백신 모두 장단점이 있으므로 가능하다면 둘 다 접종하는 게 좋다는 것이 의사로서 내가 내린 결론이다. 기저질환이 있는 경우 60세 이상부터 접종을 추천하지만, 기본적으로는 65세부터 접종하도록 권장하고 있다. 본인이나 부모가 이에 해당한다면 반드시 폐렴구균 예방접종을 받도록 하자.

대상포진 예방접종은 선택이 아니라 필수

고령자에게 권하는 또 하나의 예방접종은 대상포진 예방접종이다. 어렸을 때 수두에 걸렸던 사람들이 꽤 많을 것이다. 대상포진 백신은 바로 수두의 원인이 되는 '수두 대상포진 바이러스'를 막기 위한 백신이다.

이 바이러스는 증상이 회복된 후에도 사라지지 않고 신경절에 조용히 잠복해 있다가 나이가 들어 숙주(인간)의 면역력이 떨어지면 다시 활성화한다는 특징이 있다. 이때는 어렸을 때 걸렸던 수두와 달리 몸이나 얼굴 일부의 신경을 따라 붉은 발진이 생기는 대상포진이라는 질환으로 나타난다. 얼굴에 발진이 생기면 눈 주위로 감염이 되어 실명의 위험이 있고, 뇌신경에 침투해 감염을 일으킬 수도 있다. 무엇보다 가장 고통스러운 건 '대상포진 후 신경통 Postherpetic Neuralgia'이라는 후유증이다. 발진이 가라앉은 후에도 신경통이 계속될 가능성이 있으며 평생 통증에 시달릴 수도 있다.

백신을 접종하면 바이러스에 대한 면역 기능이 강화되어 재활성화의 위험을 낮추거나 후유증으로 나타날 수 있는 신경통 증상을 줄일 수 있다. 캘리포니아대학교 연구팀은 '대상포진 백신을 접종한 고령자는 대상포진에 걸릴 위험이 50% 낮게 나타났으며 후유증인 신경통도 60% 억제할 수 있다'라는 연구 결과를 발표했다.[60]

노화로 인한 면역 기능 저하는 피할 수 없기 때문에 누구든 대상포진에 걸릴 위험이 있다. 특히 50대부터 발생률이 높아지므로 50세가 넘었다면 내과 병원을 찾아 대상포진 백신을 접종한다. 참고로 HIV 등의 면역 저하자는 대상포진 백신을 맞을 수 없다.

59
일반인은 가볍게 지나가지만 임신부에겐 치명적인
기형의 위험을 품고 있는 풍진

2012년에서 2013년 사이, 일본에서 풍진이 대유행했다. 풍진은 바이러스 감염증으로, 걸리면 발열을 비롯해 얼굴과 손발에 붉은 발진이 생기고 목의 림프샘이 붓는 등의 증상이 나타난다.

하지만 풍진이 진짜 무서운 이유는 이런 증상 때문이 아니다. 오히려 이러한 증상 자체는 가볍게 지나가는 경우가 많다. 그렇다면 왜 풍진을 조심해야 할까? 바로 임신한 여성이 풍진에 걸릴 경우 태아에게 심혈관 기형이나 난청, 백내장과 같은 후유증이 발생할 확률이 높기 때문이다. 이것을 '선천성 풍진증후군CRS'이라고 한다.

풍진 백신을 맞지 않았다면
지금이라도 꼭 맞아야 한다

더욱 무서운 것은 임신 여부를 알지 못하는 초기일수록 태아에게 선천성 풍진증후군이 발생할 확률이 높다는 사실이다. 임신 4주 이내에 풍진에 걸리면 태아에게 선천성 풍진증후군이 발생할 확률이 무려 50% 이상 높아지는 것으로 알려져 있다. 따라서 임신 계획이 있는 여성이나 초기 임신부는 풍진 백신 접종을 서두르는 게 좋다.

풍진은 MMR 백신을 맞으면 충분히 예방할 수 있다. MMR 백신은 홍역과 볼거리까지 동시에 예방하는 소아 기본 접종으로, 생후 12~15개월과 4~6세에 각각 1회 접종하는 것이 원칙이다. 이 시기에 접종하지 않은 성인의 경우 적어도 1회 이상 접종을 하는 것이 좋다.

풍진 백신을 두 번 맞았다고 해서 부작용이 나타난 사례는 아직 보고된 바 없다. 임신부 가운데 백신을 맞은 기억이 없거나 잘 모르겠다면 지금이라도 다시 백신을 맞는 게 안전하다. 세상에 태어날 작은 생명과 자기 자신을 지키기 위해, 그리고 풍진 바이러스를 박멸하기 위해서라도 풍진 백신을 꼭 접종하자.

60

비타민C와 항생제 남용 주의!
실력 없는 의사를 판별하는 두 가지 포인트

"실력 있는 의사와 그렇지 않은 의사를 구분하는 방법이 있나요?"라는 질문을 자주 받는다. 이에 대한 답이 궁금하다면 당신을 치료하는 의사가 적절한 치료와 처방을 하는지 생각해보면 된다.

사실 '이 방법이 절대적으로 맞다'라고 단언할 수 있는 처방은 그리 많지 않다. 의사는 각 학회에서 발행하는 치료 지침에 따라 처방을 결정하는 경우가 많지만, 환자의 병력과 진료 내역 등도 매우 중요하므로 최종적인 판단은 의사에 따라 다를 수 있다. 하지만 명백하게 문제가 있는 처방이나 치료를 권하는 경우도 있다. 바로 비타민C 수액 치료와 항생제를 남용하는 경우다. 대표적인 두 가지 사례를 소개한다.

사례 ① 비타민C 수액 치료를 권한다

　코로나19 팬데믹 상황에서 '비타민C 수액으로 면역력을 높이자!'라고 광고하며 비타민C 수액을 권유하는 병원을 본 적이 있다. '비타민C 수액을 맞으면 감기가 낫는다'거나 '암 환자에게도 비타민C 수액이 도움 된다'라고 말하는 의사들도 많다. 과연 그들의 말처럼 비타민C 수액은 감기를 낫게 하고 암에도 효과가 있을까?

　적어도 지금까지 비타민C 수액을 맞으면 감기에 잘 걸리지 않는다고 밝혀진 연구 결과는 없다. 핀란드의 헬싱키대학교 공중위생학과에서 약 1만 명을 대상으로 한 연구에 의하면 비타민C 보충제를 복용한 사람이 감기에서 조금 빠른 회복을 보이기는 했지만, 비타민C 섭취가 감기 예방에 도움이 된다는 데이터는 확인되지 않았다.[61] 당연히 암 치료에 관해서도 유효성이 명확하게 증명된 연구 결과가 없다.

　게다가 비타민C 수액은 대부분의 나라에서 보험이 적용되지 않는다. 뚜렷한 효과가 증명되지 않으면 보험 진료로 적용되지 않기 때문에 보험 적용 허가를 받지 못한 것이다. 한마디로 비타민C 수액은 자비로 해결해야 하므로 환자에게는 부담이 되지만 병원에는 경제적으로 큰 수입원이 되는 셈이다.

사례 ② 감기에 매번 항생제를 처방한다

의료 지식을 자주 업데이트하지 않는 의사들이 많이 저지르는 실수가 바로 항생제 남용이다. 소아에게 주로 나타나는 용련균 감염과 같은 세균성 질환을 제외하고, 대부분 감기의 원인은 바이러스다. 그런데도 감기에 걸렸다고 하면 매번 항생제를 처방하는 의사가 있다.

항생제의 정확한 명칭은 '항균제'다. 항균이라는 말에서 짐작할 수 있듯이 균의 세포 구조를 파괴하거나 증식을 억제하는 작용을 한다. 쉽게 말해 항생제는 세균을 죽이기 위해 만들어진 약으로 바이러스에 전혀 효과가 없다.

그렇다면 세균과 바이러스는 어떻게 다를까? 세균은 스스로 증식해 살 수 있지만, 바이러스는 인간 등 다른 생물에 기생해서만 살 수 있다. 또 바이러스는 세균의 약 1,000분의 1 크기로 구조와 증식 방법 등이 완전히 다른 존재다.

예전에는 감기에 걸렸을 때 의사들이 항생제를 많이 처방하곤 했다. 하지만 단순 감기에도 기계적으로 항생제를 처방하는 의사는 새로운 의학 지식을 공부하지 않는 게으른 의사일 가능성이 있다. 감기의 원인은 80~90%가 바이러스이기 때문에 항생제가 효과적인 경우는 매우 드물다.

신종 코로나바이러스 감염증을 뛰어넘는 팬데믹

항생제는 약의 특성상 세균은 물론 장 속 유익한 세균까지 모두 죽인다. 부작용으로 설사를 유발하기도 한다. 장점보다 단점이 더 많은 약이다.

무엇보다 가장 큰 문제는 바로 '내성균'이다. 세균은 자기를 죽이려는 항생제에 저항하기 위해 계속 성질을 변화시킨다. 내성균이 무서운 이유는 성질이 변한 내성균에 즉각적으로 효과를 내는 치료제가 없어 감염이 되면 병원에서도 속수무책인 상황이 되기 때문이다.

신종 코로나바이러스 감염증이 시작된 초기에 느꼈던, 치료제가 존재하지 않는 전염병에 대한 엄청난 공포와 절망을 기억하는가?

신종 코로나바이러스는 유행 초기에 전용 항바이러스제가 준비되어 있지 않아 전 세계적으로 더 많은 혼란을 겪었다.

최근에는 전 세계에 현존하는 항생제를 모두 사용해도 죽지 않는 초강력 내성균(슈퍼 박테리아)에 대한 위험성이 대두되고 있다. 항생제 중에는 '최종 병기'라 불리는 카바페넴계 항생제가 있는데, 이 강력한 항생제의 공격까지 막아내는 내성균이 출현했다고 한다. 미국 질병통제예방센터는 이미 항생제 내성균의 위험에 대해 경고한 바 있다.

이처럼 듣도 보도 못한 낯선 '악마 내성균'이 갑자기 대유행하는 사태가 발생한다면 우리는 언제 개발이 끝날지 알 수 없는 신약을 마냥 기다릴 수 있을까? 신약이 개발되기 전까지 많은 희생자가 생길 수밖에 없다. 이런 사태가 현실이 된다면 전 세계가 신종 코로나바이러스 감염증 이상의 공포에 휩싸이게 될 것이다.

61

무언가를 꾸준히 지속하는 의지가 중요하다
좋은 생활습관을 유지하는 세 가지 비결

지금까지 예방의학에 기초한 최고의 생활습관에 대해 알아보았다. 마지막으로 이러한 생활습관을 유지하기 위한 비결 3가지를 더 소개하고자 한다.

비결 ① 현재의 생활습관에 새로운 습관 더하기

나이가 들수록 저마다 생활방식이 굳어져 새로운 습관을 만드는 게 점점 더 어려워진다. 그래서 추천하는 방법은 기존의 습관에 새로운 습관을 더하는 것이다. 예를 들어 평소 라디오를 듣는 습관이 있다면 여기에 걷는 습관을 더해 라디오를 들으며 걷는 습관을 만드는 것이다. 이미 습관이 된 라디오 듣는 시간을 그대로 이용하는 방식이기 때문에 일부러 시간을 따로 낼 필요도 없다. 카페에서 책을 읽는 습관이 있는 사람이라면 카페까지 걸어가는 습관을 더해 운동량을 확보해보자.

처음부터 새로운 습관을 만드는 일은 어렵고 꾸준히 유지하기도 쉽지 않다. 현재의 생활습관에 어울리는 건강한 습관을 찾아 하나씩 더해보자.

비결 ② 목표를 한 단계 낮추기

매년 1월이 되면 '한 달 안에 5kg 체중 감량' 또는 '매일 아침 30분 달리기' 등과 같은 어려운 목표를 세운 적이 있지 않은가? 그런데 어려운 목표를 세우면 그만큼 포기할 확률도 높아진다.

이럴 때는 목표를 한 단계 낮추면 습관화하기 쉬워진다. 예를 들어 금연이 목표인 흡연자라면 담배를 끊겠다는 목표 대신 금연클리닉에 가겠다는 목표를 세우는 것이다. 일단 금연클리닉에 가기만 해도 성공이다. 예약하고 병원에 가기만 하면 되기 때문에 목표를 달성하는 일이 별로 어렵지 않다. 이후 금연클리닉에 다녀오면 목표를 달성한 자신을 칭찬해준다.

사소한 성공 경험이 반복되면 목표를 달성할 가능성이 커진다. 자신의 의지와 상관없이 금연 보조제의 도움을 받아 금연에 성공할 수도 있다. 효과가 확실한 방법이라면 그 과정을 수행하는 것만으로도 목표를 달성한 것이나 마찬가지다. 어떤 일이든 마음에 부담이 없어야 습관화하기 쉽다.

비결 ③ 함께 노력할 파트너 만들기

달리기, 근력 운동, 간헐적 단식 등이 건강에 좋다는 사실은 알고 있지만 혼자서 이를 습관화하고 유지하는 건 상당히 어렵다. 비싼 돈을 내고 전문가의 관리를 받는 이유다.

하지만 돈을 내고 누군가가 관리해주는 비일상적인 상황 또한 계속 유지하기 어려운 건 마찬가지다. 계약 기간이 끝나면 그 이후부터는 스스로 관리해야 한다. 유료 서비스는 어디까지나 동기 부여에 지나지 않는다.

이때 든든한 파트너가 옆에 있다면 습관을 유지하는 데 도움이 된다. 누군가에게 함께 하자고 말하려면 용기가 필요할지도 모른다. 하지만 주변을 돌아보면 비슷한 고민을 하고 있는 사람이 의외로 많다. 친구나 주변 지인에게 함께 해보자고 용기 내어 말해보자. 쉽게 파트너를 찾을 수 있을 것이다.

중요한 건 꾸준히 하는 힘

정말 중요하기 때문에 반복해서 말한다. 올바른 생활습관에 대한 지식은 아는 데서 그치면 아무런 의미가 없다. 작은 것이라도 좋으니 꾸준히 실천하는 게 무엇보다 중요하다. 집 주변을 걸으며 한 바퀴 돈다거나 앉아 있는 시간을 5분 줄이는 등의 작은 습관이라도 꾸준히 계속한다면 훗날 크나큰 건강 자산으로 쌓일 것이다. 이 책을 읽는 것으로 만족하지 말고 어떤 것이든 좋으니 한 가지라도 꼭 실천해보길 바란다.

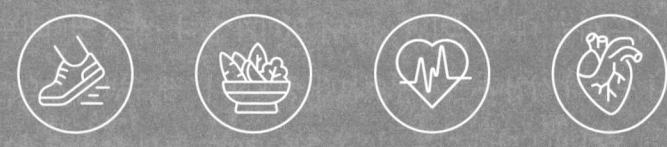

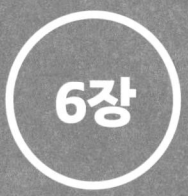

나답게 살아가기 위한 정신 건강법

갈수록 다양해지는 근무 방식에선 자신의 기분을 스스로 돌보는 자세가 무엇보다 중요하다. 뜻하지 않은 어려움에 잘 대처하는 힘은 결국 현명한 자기돌봄에서 나오기 때문이다. 이번에는 사람들과 함께하면서도 그 속에서 나를 지켜내는 사고방식과 태도에 대해 알아보자.

62

'나 혹시 우울증인가?'라는 생각이 든다면
자살을 막는 우울증 테스트의 진가

일본에서 실제 우울증 환자의 수검률은 약 20%밖에 되지 않는다.[1]* 병원 진료가 필요한 상황임에도 불구하고 '내가 우울증일 거라고 생각하지 못했다' 혹은 '병원에 갈 힘도 없다'라고 답한 사람이 약 80%를 차지해 큰 문제가 되고 있다. 또 나이가 들면 치매와 노인성 우울증을 구별하기 어려워지는데, 이런 현상도 우울증의 조기 진단을 방해하는 원인이다.

미국의 경우 주치의 시스템이 있어 자주 방문하는 가정의에게 언

---

* 우리나라의 경우 정신 건강검진 수검률은 50%대다.

제든 정신적인 문제나 고민 상담을 신청할 수 있다. 가정의가 문진을 통해 우울증 환자의 64%를 진단한다는 보고도 있다.[2] 이렇게 진단이 빠르게 이루어지면 가벼운 약물치료만으로도 병세가 호전되고 완쾌할 가능성이 크다.

우울증은 뇌의 방전 상태나 마찬가지다. 스트레스나 피로 등이 원인이 되어 우울증이 발병되면 뇌의 에너지가 줄어들고, 무기력과 사고력이 저하되는 문제를 일으킨다. 흔히 우울증을 '마음의 감기'라고 비유하는데 딱 맞는 표현은 아니다. 감기처럼 자연스럽게 낫는 사람도 있지만, 중증의 폐렴처럼 투약과 장기간의 치료가 필요한 사람도 있기 때문이다. 우울증은 그 양상이 매우 다양하다.

단 두 개의 질문만으로 우울증 진단이 가능하다

일본의 우울증 발생률은 세계적으로 볼 때 아주 심각한 편은 아니지만 문제는 높은 자살률이다. 왜 자살이라는 무서운 선택으로 이어지는 걸까?

우울증에 걸리면 냉정한 판단을 내리기 어려워진다고 하는데, 더 정확하게 말하면 눈에 보이는 선택지가 줄어든다고 보는 게 맞다. 예를 들어 회사에서 부당한 대우를 받았거나 배우자나 연인과의 성격 차이가 우울증의 원인이라면 논리적으로 일을 그만두거나 그들과 헤어지면 그만이다. 그러나 우울증은 사람의 시야를 좁게 만드는 특징이 있어 일반적으로 생각할 수 있는 당연한 선택지가 눈에 보이지 않는다. 급기야 스스로 자기 목숨을 끊는 선택지만 남게 된다. 우울증으로 자살하는 최악의 시나리오를 막으려면 어떻게 해야 할까? 그 해답은 우울증의 조기 발견이다. 이를 위한 방법을 찾고자 연구한 결과, 많은 시행착오를 거쳐 우울증을 간단하게 확인할 수 있는 검사 도구가 만들어졌다. 바로 '우울증 스크리닝 테스트PHQ-2'다.

① 매사에 흥미나 즐거움이 거의 없다.
② 기분이 가라앉거나 우울하거나 희망이 없다고 느낀다.

PHQ-2는 이 두 가지 질문에 '그렇다' 혹은 '그렇지 않다'라고 대답만 하면 되는 간단한 검사다. 뒤에 제시된 표와 같이 점수를 매기기도 하고, 더 간단하게는 ①이나 ②에 '그렇다'라는 대답이 나오면 우울증으로 판단하기도 한다. 너무 간단하고 단순한 질문 같아 보이지만, 정확도가 매우 높으며 우울증의 진단 기준 중 핵심 증상에 해당하는지를 판단할 수 있다.[3,4]

그러나 한 가지 주의해야 할 사항이 있다. 'PHQ-2 양성=우울증'

이라고 단정할 수 없다는 것이다. 따라서 이 테스트에서 양성이 나왔다고 해도 '정신건강의학과 진료를 통해 자세한 상담을 받아보는 것이 좋은 단계' 정도로만 받아들이는 것이 바람직하다.

PHQ-2는 의사가 환자의 우울증 증상을 확인해서 정신과 전문의에게 치료받도록 안내하는 목적으로 많이 사용한다. 특별한 기술이 필요하지 않아 일반인들도 자신의 우울증 증상을 확인할 수 있도록 널리 보급되길 바란다. 물론 최종적으로는 의사의 판단이 중요하므로 걱정되는 부분이 조금이라도 있다면 병원을 찾는 것이 바람직하다.

우울증에 걸린 사람은 뇌의 에너지가 고갈된 상태이므로 이성적

우울증 스크리닝 테스트

Q. 최근 2주 동안 얼마나 자주 다음과 같은 문제를 겪었는가?

	없음	2~3일 이상	7일 이상	거의 매일
① 매사에 흥미나 즐거움이 거의 없다.	0점	1점	2점	3점
② 기분이 가라앉거나 우울하거나 희망이 없다고 느낀다.	0점	1점	2점	3점

* 두 가지 질문에 대한 총점이 3점 이상이면 양성으로 판단한다.

인 판단을 내리지 못하는 경우가 많다. 따라서 무엇보다 주위 사람들의 관심이 필요하다. 기분이 가라앉아 우울하거나 주변에 우울감을 느끼는 사람이 있다면 우울증 스크리닝 테스트를 받아볼 것을 권한다.

63

나의 정신 건강을 지키는 방법 ①
타책 사고와 무책 사고

    사람의 감정은 '무슨 일이 일어나고 있는지'보다 '어떻게 느끼는지'의 문제가 훨씬 더 중요하다. 그래서 문제를 받아들이는 방법을 바꾸는 것만으로도 기분을 끌어올릴 수 있다. 평소 책임감이 강하고 지금이 한계라고 느낄 정도로 지쳐 있는 사람이라면 정신 건강을 지키는 방법으로 '타책 사고'와 '무책 사고' 방식을 추천한다.

'누구의 책임인가'를 따져보는 것이 핵심

타책 사고란 책임 소재가 최종적으로 누구에게 있는지 냉정하게 판단해 자신이 책임져야 할 짐을 최소화하는 사고방식을 말한다. 《미움받을 용기》로 유명해진 아들러 심리학에서 말하는 '과제의 분리' 개념과 비슷하다.

예를 들어 당신이 중요한 프레젠테이션에서 큰 실수를 했다고 가정해보자. 준비는 완벽하게 했지만 수면 부족으로 프레젠테이션을 망쳐버렸다. 수면 부족의 원인은 상사가 전날 새벽 3시까지 술을 마시도록 강요했기 때문이다. 그 상사는 당신이 다음 날 중요한 프레젠테이션을 앞두고 있다는 사실을 알고 있었는데도 말이다.

이런 경우 책임감이 강한 사람일수록 '아무리 잠을 못 잤어도 원래 일을 잘하는 사람이라면 이런 실수를 절대 하지 않았을 거야'처럼 자기 탓을 한다. 하지만 프레젠테이션 실패는 분명 상사의 공감 능력과 예상 능력 부족 때문이다. 따라서 마음속에서나마 실패의 책임을 상사에게 넘기고 자책감에서 벗어나야 한다.

그렇다면 무책 사고는 무엇일까? '내가 할 수 있는 건 다 했어. 결과에 신경 쓰지 말자'라는 사고방식이다. 과정을 중시하고 결과에 구애받지 않는 태도다.

예를 들어 신종 코로나바이러스 감염이 심각하던 시기에 마스크를 코까지 눌러쓰고 손도 깨끗이 씻고 다른 사람과의 접촉을 최대한 피했는데 코로나에 걸렸다고 가정해보자. 자책하는 사고방식을 가진 사람은 모두 '내 잘못'이라며 힘들어할지 모른다. 하지만 조심했음에도 불구하고 확산세가 너무 심해 코로나에 걸릴 수밖에 없었다며 코로나 감염은 누구의 책임도 아니라고 여기는 사고방식이 무책 사고다. 이렇게 책임을 분리하다 보면 정말 내가 책임져야 할 부분은 의외로 그리 많지 않다는 사실을 깨닫게 된다.

자기 기분 스스로 돌보기

자기 기분을 잘 관리할 줄 아는 사람은 책임 분리를 잘하기 때문에 과도한 스트레스를 받지 않는다. 뿐만 아니라 원래 자기 책임이 아닌 불필요한 부분까지 염려하지 않는다. 자신의 성장에 꼭 필요한 부분만 찾아내서 효율적으로 이용하므로 일거양득의 효과를 거둘 수 있다. 자신과 회사 모두에게 중요한 건 편안한 심리 상태를 유지하면서 최고의 업무 효과를 발휘하는 것이다.

사람은 누구나 실수나 잘못을 저지를 수 있고, 잘못한 부분이 있을 때 반성하면 된다. 반성한 후에는 불필요한 자존심이나 완벽주의를 버리고, 지나간 일에 대해 잊어버리는 게 정신 건강에 좋다.

64

나의 정신 건강을 지키는 방법 ②
공헌감을 의식적으로 강화하라

　책임감만큼 중요한 것이 '공헌감'이다. 공헌감은 타인에게 도움이 되고 있다는 주관적인 감정을 뜻한다.

　공헌감이 낮은 사람은 '나는 사회에 아무런 도움이 되지 못한다', '가족에게 내가 필요하지 않다'라는 부정적인 생각을 하기 쉽다. 하지만 냉정하게 생각해보면 대부분 사실과 다르다. 또 공헌감이 낮으면 눈에 보이는 성과를 내거나 남에게 인정받고 칭찬을 받아야 자신이 가치 있다고 생각한다. 이런 생각 또한 바꿔야 한다.

　예를 들어 당신이 업무를 잘 익히지 못해 선배가 계속 옆에서 가르쳐주고 있다고 가정해보자. 이런 경우 '나는 왜 이 모양일까? 선배에게 정말 미안하다'라며 자기 능력을 비관하는 경우가 많다. 하지만 선배 입장에서는 다른 사람을 가르치면서 자신이 아는 것을 다시 한번 확인하는 기회가 될 수 있다. 바꾸어 생각하면 다른 사람, 즉 내가 선배에게 '공헌'하고 있다고 생각할 수 있다는 말이다. 선배가 가르치는 걸 좋아하는 성격이라면 그의 인정욕구를 충족시켜주는 공헌을 하는 중이라고 생각해도 좋다.

상사의 기분이나 회사 업무보다 중요한 것은 무엇일까?

이 세상에서 자신의 정신 건강을 해치면서까지 우선시해야 하는 것은 없다. 최우선으로 삼아야 하는 것은 상사의 기분이나 회사 업무가 아니라 바로 '당신의 마음'이다.

평소 알게 모르게 다른 사람에게 도움을 주고 있다는 사실을 의식하면서 자신을 인정하는 습관을 가져보자. 공헌감이 조금씩 높아질 것이다.

책임감이나 공헌감은 생각하는 대로 결정된다. 이제부터라도 책임감을 줄이고 공헌감을 높여 마음의 병을 예방하자.

65

인생은 마라톤, 스트레스 관리가 필수
피로가 수명을 줄인다

정신 건강을 해치는 주요 원인은 스트레스다. 하지만 스트레스라는 개념을 정확하게 이해하지 못하면 자신도 모르는 사이에 몸까지 망가질 수 있다.

스트레스는 크게 정신적 스트레스와 신체적 스트레스로 나뉜다. 마음은 매우 민감해서 정신적 스트레스가 쌓이면 기분이 우울해지거나 불면증이 생기는 등의 현상을 통해 자각하기 쉽다. 하지만 몸은 상대적으로 둔감해 좀처럼 눈에 띄는 증상이 나타나지 않는다.

인간의 뇌는 원시시대부터 사자나 호랑이 등 맹수를 만나 생명의 위협을 느끼면 스트레스를 받도록 만들어졌다. 스트레스에 의해 호르몬이나 자율신경조절을 담당하는 뇌의 시상하부가 자극을 받으면 자율신경인 교감신경이나 부신에 영향을 미쳐 신체 활동을 활발하게 만드는 호르몬의 분비가 활성화된다. 그러면 신체 기능이 활발해지는데, 일시적인 상황이라면 별문제가 되지 않는다. 하지만 이 상태가 장시간 지속되면 몸에 무리를 준다. 가령 혈압을 높이는 요인으로 작용할 수 있다. 업무 시간 내내 무서운 상사 때문에 긴장 상태가 계속된다면 혈압이 높아지기 쉽다는 뜻이다.

월 55시간 이상 잔업은 요주의!

산업의로 일하다 보면 밤늦게까지 야근하는 직원들과 상담할 때가 많다. 그중에는 "늦게까지 일하는 게 힘들지는 않아요. 오히려 이상한 규정으로 잔업 시간을 제한받는 게 더 스트레스죠"라고 말하는 의욕 높은 직원들이 있다. 일을 잘해서 업무 능력을 인정받고 자기긍정감도 높은 사람이라면 이런 사고방식에 문제가 있다고 생각하기 어려울 수 있다.

하지만 인생은 50m 달리기가 아니다. 42.195km를 달려야 하는 마라톤이다. 마라톤으로 치면 20대, 30대는 아직 레이스 초반에 불과하고, 40대는 이제 겨우 중반 정도에 온 셈이다. 초반이나 중반에 너무 속도를 내면 당연히 후반에 힘이 떨어질 수밖에 없다.

실제로 50만 명 이상을 대상으로 한 연구에서도 '한 달간 잔업 시간이 55시간을 초과한 사람은 그렇지 않은 사람보다 심근경색이나 뇌졸중 위험도가 높아진다'라는 결과가 나타났다.[5] 잔업 시간이 월 80~100시간인 경우 위험도가 더욱 높아질 가능성이 있다.

현실적으로 직장인이 잔업 시간을 마음대로 조절하기는 어렵다. 하지만 지나치게 일에만 매달리다가 건강을 잃으면 다시 되돌리는 건 매우 힘들다. 이 사실을 꼭 기억해야 한다. 심근경색은 한 번 발생하면 손상된 심장 기능이 회복되지 않기 때문에 호흡곤란이 오기 쉽고, 다시는 예전과 같은 상태로 돌아갈 수 없다. 뇌경색 역시 마비 증상이 남는 경우가 많다.

100세 시대에 맞춰 정년이 곧 70세로 늦춰질 것이라는 전망이 나온다. 이러한 시대에 너무 일에만 몰두하다 건강을 잃으면 큰 손해가 아닐 수 없다.

지금 당신이 근무하고 있는 회사가 월 100시간 잔업은 당연한 일이라고 생각하는 분위기라면 자신의 인생을 장기적으로 바라보고 퇴사나 이직을 깊이 고민해보기 바란다. 자기 일을 열심히 한다는 건 멋진 일이지만, 바쁜 와중에도 반드시 중장기적인 건강 관리에 대해 신경 써야 한다.

66

리모트 워크 환경에서 스트레스받지 않는 방법
개개인의 업무 환경 차이 받아들이기

　코로나19 팬데믹이 한창일 때 전 세계에서 널리 활용된 근무 방식이 '리모트 워크Remote Work(사무실이 아닌 집, 카페 등 다양한 장소에서 비대면으로 자유롭게 일하는 근무 형태)'다. 감염 확대와 삼밀(밀폐·밀집·밀접)을 막기 위해 많은 기업이 적극 도입했다.

　당시 출퇴근 스트레스가 해결되어 이러한 근무 방식에 만족하는 사람이 많았지만 반대로 스트레스를 받는 사람도 적지 않았다. 일부 직원 중에는 우울증 증상을 보이는 사례가 보고되기도 했다.

　그들은 무엇 때문에 스트레스를 받았을까? 회사에 출근할 때와 같은 업무 효과를 낼 수 있다는 착각이 원인이었다. 사실 리모트 워크는 근무하는 집의 환경이나 가족 구성, 근무 방식에 대한 익숙함 정도에 따라 업무 효과에 큰 차이가 생길 수밖에 없다.

- 책상조차 놓을 공간이 없는 좁은 방이지만 인터넷 사용이 익숙한 신입사원
- 육아까지 병행해야 하는 맞벌이 부부
- 아이들이 커서 독립한 후라 서재에서 커피를 마시며 여유 있게 일할 수 있는 환경이지만 인터넷 회의에 익숙하지 않은 관리직

이 세 가지 유형만 봐도 제각기 처한 상황이 다르고 스트레스를 받는 요인도 다르다. 맞벌이 가정에서는 아이들 때문에 메일 한 통 보내는 일조차 어려울 때도 있다. 이처럼 리모트 워크는 각자 처한 상황에 따른 어려움이 제대로 고려되지 않는 문제가 있다.

사소하지만 엄청난 잡담의 효과

그렇다면 리모트 워크 형태의 근무 방식으로 인해 받는 스트레스를 줄이려면 어떻게 해야 할까? 상대의 업무 환경에 대한 배려가

필요하다. 상대를 배려해야 하는 상황이 더 늘어나기 때문에 대면 업무보다 소통 능력이 더욱 요구된다고 해도 과언이 아니다.

　리모트 워크 근무 방식은 회사에 출근하는 것과 비교했을 때 손실되는 요소가 몇 가지 있다. 대표적인 것이 바로 '잡담'이다. 온라인 업무 환경에서는 잡담을 하기가 어렵다 보니 리모트 워크를 통해 업무에서 잡담이 얼마나 중요한 것인지 새삼 깨닫게 되었다는 사람들이 많다. 사실 잡담은 단순히 수다가 아니라 경직된 업무 분위기를 부드럽게 만들고 의사소통의 윤활유 역할을 한다는 점에서 매우 필요한 존재다.

　잡담처럼 중요한데도 불구하고 리모트 워크 환경에서는 할 수 없는 것들을 제대로 인식하는 일부터 시작해보자. 그 후에 다음의 두 가지 사항을 검토하자.

- 업무상 어떤 단점이 있는가?
- 보완이 가능한가?

　참고로 리모트 워크 환경에서 아침 15분 혹은 점심 휴식 시간을 잡담 시간으로 아예 정해놓거나 잡담 채팅방을 별도로 만드는 등 아무 이야기를 편하게 할 수 있는 소통 공간을 마련하는 회사도 있다. 불완전한 근무 방식이라 하더라도 일부분 보완하면 업무 효율을 높일 수 있다.

　리모트 워크 근무 방식에서 스트레스를 받지 않는 비결은 개개인의 업무 환경 차이와 리모트 워크 환경에서 할 수 없게 된 것이 무엇인지 의식적으로 생각하고 보완하기 위해 노력하는 것이다. 직원들과 회사 모두 문제점을 함께 인식하고 개선하려고 노력한다면 분명 스트레스를 줄일 수 있다.

67

아픈 몸으로 꾸역꾸역 노력하는 건 가성비 최악

프레젠티즘에 주의하라

'몸 상태가 좋지 않은데… 그래도 출근하지 않으면 회사 업무에 차질이 생길 거야.'

성실한 사람들은 이런 생각을 하기 쉽다. 하지만 이 생각은 자신뿐 아니라 회사에도 그다지 도움이 되지 않을 가능성이 크다. '앱센티즘Absenteeism'과 '프레젠티즘Presenteeism'이라는 용어를 들어본 적이 있는가? 앱센티즘은 '결석하다'라는 뜻의 'absent'에서 비롯된 말로, 회사에 결근한 상태를 가리킨다. 프레젠티즘은 회사에 출근했지만 몸 상태가 좋지 않아 일을 제대로 하지 못하는 상태를 말한다.

참지 마라! 체력 관리가 롱런의 열쇠다

미국의 다우케미컬컴퍼니를 대상으로 한 연구에서 앱센티즘의 손실(직원의 결근에 따른 손실+회사 부담의 의료비)과 프레젠티즘의 손실(직원의 컨디션 난조로 인해 발생하는 생산성 저하와 그에 따른 손실)을 비교했는데, 후자에 의한 손실이 더 큰 것으로 나타났다.[6]

일본에서도 비슷한 연구를 진행했다. 한 기업이 직원 2,000명을 대상으로 프레젠티즘을 점수화해 계산했더니, 점수가 높을수록 우울증이나 정신질환에 의한 결근율이 높다는 결과가 나왔다.[7] 이 결과는 '몸 상태가 좋지 않을 때는 쉬는 게 낫다'라는 식의 단순한 이야기가 아니다. 우울증 등의 위험도를 높이고 회사 비용도 증가시키는 프레젠티즘에 대한 적극적인 대책이 필요하다는 의미다.

컨디션이 좋지 않은 상태에서 계속 일하면 일하는 본인도 고통스럽지만, 회사도 결과적으로 손해다. 누구에게도 득이 되지 않는 상황이 될 가능성이 크다. 학창 시절에 시험을 앞두고 거의 잠을 자지 않고 하루 종일 공부만 한 학생보다 클럽 활동도 하고 잠도 충분히 자면서 짧은 시간 동안 집중해서 공부한 학생의 성적이 더 좋게 나와 신기했던 적이 있지 않은가? 비슷한 맥락이다. 컨디션 난조를 참고 일하는 사람보다 체력 회복과 질병 예방에 신경을 쓰는 사람이 일도 꾸준히 계속할 수 있다.

68

우울증, 혈압, 요통에 효과적인
마인드풀니스의 강력한 힘

　최근 '마인드풀니스Mindfulness'라는 개념이 큰 주목을 받고 있다. 마인드풀니스는 눈을 감고 자신의 호흡에 집중함으로써 머릿속에 떠다니는 잡념을 없애고, 몸의 감각에 집중함으로써 다른 생각이 들지 않게 하는 명상법을 말한다. 한마디로 일상생활 속에서 의식하지 않던 부분에 집중하게 만드는 명상법이다. 반대로 아침에 눈을 뜬 뒤 식사를 하고 양치하는 루틴은 무의식적으로 이루어지기 때문에 이를 '마인드리스니스Mindlessness'라고 한다.

　그런데 정말 마인드풀니스가 정신 건강에 도움이 될까? 실제로 이러한 자기 집중법에 관한 많은 연구가 진행되었고 관련 논문도 발표되었는데, 마인드풀니스나 명상은 건강에 긍정적인 효과가 있다는 사실이 밝혀졌다. 마인드풀니스는 우울증 재발 위험을 약 34% 감소[8]시킬 뿐 아니라 정신적으로 문제가 없는 사람의 스트레스 지수를 낮추는 데 도움이 된다[9]는 연구 결과가 있다.

명상을 습관화하는 순간 건강의 문이 열린다

게다가 마인드풀니스 명상법이 최고 혈압을 약 4mmHg 낮출 수 있다는 연구 결과도 있다.[10] 혈압이 낮아지는 원리는 아직 확실히 밝혀지지 않았지만, 스트레스 부하가 낮아짐으로써 부신에서 분비되는 코르티솔이라는 호르몬의 분비량이 줄어들기 때문인 것으로 보인다. 혈압을 낮추는 일은 꽤 어려워서 명상만으로 혈압이 내려간다는 건 상당히 놀라운 효과라 할 수 있다.

또 명상은 요통에도 효과가 있다. 매일 마인드풀니스 명상과 요가를 하는 사람은 그렇지 않은 사람보다 요통이 개선되는 효과가 10% 정도 높다는 연구 결과가 있다. 효과도 1년 이상 지속하는 것으로 나타나 요통 환자라면 시도해볼 만한 치료라고 할 수 있다.[11]

다양한 연구 결과를 바탕으로 현재 미국에서는 마인드풀니스가 의료행위로 취급되고 있으며, 구글과 같은 대기업에서 사원 연수 프로그램 중 하나로 도입하고 있다. 명상은 심신을 단련할 수 있는 활동으로 많은 사람에게 계속 주목받을 것이다.

마인드풀니스는 5~10분 정도 하는 것이 효과적이라고 하는데, 그보다 더 좋은 건 습관화하는 일이다. 좋은 활동을 내 것으로 습관화하는 일은 아무리 강조해도 지나치지 않다. 아침에 눈을 떴을 때, 잠자리에 들기 전, 출퇴근 시간 등 하루에 단 1분이라도 좋으니 부담 없이 꾸준히 지속할 수 있는 나만의 방법을 찾아 실천해보자.

- 출퇴근 시간을 이용해 다른 생각이 떠오르지 않도록 걷는 행위에 의식 집중하기
- 아침에 일어나면 3분 동안 가만히 앉아서 자신의 호흡에 집중하기

이런 쉬운 방법부터 나만의 마인드풀니스를 실천해보는 건 어떨까? 아니면 지금 잠시 책을 덮고 천천히 숨을 들이마시고 내쉬는 행위에만 집중해보자. 처음에는 자꾸 딴생각이 들겠지만 습관이 되면 지금 순간에 머무는 놀라운 경험을 하게 될 것이다. 명상은 누구나 할 수 있다. 결코 어려운 일이 아니다.

질병을 이기고 마음이 편안해지는 명상법

참고로 명상하는 방법을 소개한다. 이 방법은 신경계를 진정시키고 세로토닌 분비를 촉진시켜 명상 상태로 빠르게 전환하는 데 도움을 준다. 하루에 5~10분 정도 시간을 내어 순서대로 따라해보자.

① 조용한 공간에서 편안한 자세 취하기

방해받지 않는 편안하고 조용한 장소를 찾은 후 바닥에 앉거나 의자에 걸터앉는다. 이때 등과 허리를 곧게 펴 이완하고, 손은 무릎 위에 올려놓는다.

② 눈을 감고 호흡에 집중하기

눈을 감고 숨쉬기에 집중한다. 숨을 들이마시고 내쉬는 과정에 집중하면서 다른 생각이 떠오르면 자연스럽게 그 생각을 놓아준다.

③ 부드럽게 마무리하기

명상을 마칠 때는 서두르지 않고 천천히 눈을 뜬다. 바로 움직이지 말고 잠시 앉아 명상 후의 평온함을 느낀다.

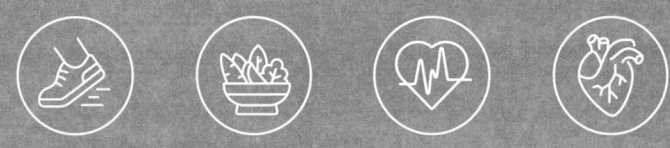

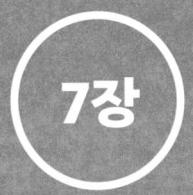

7장

병에 걸린 이후의 예방의학

대부분의 사람은 암에 걸리면 좌절하고 삶을 쉽게 포기한다. 정말 암에 걸리면 우리의 인생은 끝일까? 절대 그렇지 않다. 병에 걸리고 나서야 깨닫게 되는 것들이 있다. 병에 걸리고 난 이후에 필요한 마음가짐과 알아두어야 할 것에 대해 소개한다.

69

마흔 이후에 꼭 필요한 마음가짐
병에 걸릴 각오

　예방의학은 병에 걸릴 위험을 최대한 줄이고 병을 조기에 발견해 최악의 사태를 막기 위한 지식일 뿐 절대 병에 걸리지 않게 만드는 마법이 아니다. 따라서 자신이나 가족이 병에 걸릴 수 있다는 각오를 해두는 편이 좋다.

- 건강검진 결과 암이 발견되었다. 위암이다.
- 전이는 없지만 암의 크기가 크다. 수술이 필요할 것 같다.
- 위 대부분을 절제해야 할지도 모른다.

마흔을 넘으면 누구에게나 이런 일이 생길 수 있다. 미국의 정신과 의사인 엘리자베스 퀴블러 로스는 《죽음과 죽어감》이라는 저서에서 인간이 죽음을 받아들이는 과정을 5단계로 설명했다.

'인간은 죽음을 선고받았을 때 먼저 눈앞의 현실을 부정하고, 그 다음에 분노하며, 초월적인 존재에 기대려 하다가 깊은 우울증에 빠져 아무것도 할 수 없게 된다. 그러고 나서 마지막으로 죽음이라는 현실을 받아들인다.'

인간은 누구나 병에 걸릴 가능성이 있다. 그러므로 '암에 걸렸으니 내 인생은 이제 끝났다'라는 극단적인 생각은 하지 말아야 한다.

병에 걸린 이후의 인생에 충실하기

암에 걸려도 일을 계속하는 사람이 있다. 병을 계기로 공통된 관심사를 가진 사람들을 만나 인생이 더욱 풍요로워졌다는 사람도 있다.

최근 일본에서는 암이나 뇌경색 환자들의 업무 부담을 줄임으로써 치료나 재활을 하면서 일도 계속할 수 있도록 돕는 '일과 치료 양립 지원 제도'를 시행하고 있다. 과거에는 암에 걸리면 하던 일을 그만두고 치료에만 전념하는 경우가 많았는데 요즘은 그렇지 않다. 병원에서도 컨디션이 좋은 환자에게는 일과 치료를 병행하도록 허락한다. 실제로 일을 하면서 통원치료를 받는 암 환자가 32만 5,000명 이상인 것으로 보고되었다.[1]

병에 걸릴 위험성을 최대한 낮추는 것도 예방의학이지만, 병에 걸린 이후에도 최대한 충실하게 생활하는 것 또한 예방의학이다.

70

당뇨병과 콩팥병에 걸렸다면
근감소성 비만을 조심하라

근력 운동은 젊은 사람들이나 하는 운동이라는 인식이 강하지만, 40세 이상의 중장년층에게도 매우 좋은 운동이다. 사람은 나이가 들수록 생리적으로 근섬유가 위축되고 근육량이 감소한다. 이런 상태에서 운동을 하지 않고 그냥 내버려두면 '사르코페니아Sarcopenia'가 될 수 있다.

'근감소증'과 같은 말인 사르코페니아는 나이가 들면서 근력이 떨어지고 전신의 근육량이 감소하는 상태를 말한다. 약 2,000명의 일본인 고령자를 대상으로 한 연구에서 남성은 11%, 여성은 17%

가 사르코페니아에 해당하는 것으로 나타났다. 사르코페니아가 되면 사망 위험이나 병간호 필요성이 높아진다는 연구 결과가 있다.[2]

젊을 때부터 근육을 저축하자

나이가 들수록 병에 걸릴 위험이 커지고 다양한 질환으로 입원하게 되는 경우가 늘어난다. 고령에 입원해서 누워 지내는 시간이 길어지면 근육량이 더 빠르게 감소하기 때문에 예전과 같은 몸 상태로 돌아가기 어려워진다. 이탈리아의 한 연구에 따르면, 10일 동안 입원한 고령자의 약 15%가 사르코페니아 상태가 된다.[3]

평소 운동을 하지 않던 고령자가 갑자기 무리한 운동을 시작하면 안 되지만, 할 수 있는 만큼 조금씩 꾸준히 하는 게 좋다. 물론 가장 좋은 방법은 한 살이라도 어릴 때부터 근력 운동을 하는 것이다. 젊을 때부터 꾸준히 근력 운동을 통해 근육을 저축해두면 노후에 건강을 지키는 데 큰 도움이 된다.

근육과 관련해 중장년층이 가장 주의해야 할 질병은 '사르코페니아 비만(숨은 비만)'이다. 이는 근육량은 줄고 지방량이 증가한 상태를 말한다. 중년 이후 증가하는 각종 만성질환의 예방 측면에서 볼 때 가장 좋지 않은 체형이다. 특히 당뇨병을 예방하는 관점에선 최악이다. 지방이 혈당을 낮추는 인슐린의 분비를 저해하는 작용을 하기 때문이다. 즉 지방이 많아질수록 당뇨병에 걸릴 위험이 커진다고 할 수 있다.

당뇨병이나 콩팥병에 걸리면 그렇지 않은 사람보다 근육이 쉽게 분해될 뿐 아니라 사르코페니아 비만이 되기 쉽다. '근육량 감소 → 지방량 증가 → 당뇨병 악화 → 사르코페니아 진행'이라는 악순환에 빠지기 때문이다.

한편 근육은 수축할 때 대사가 활성화되어 근육세포의 포도당 흡수율이 높아지고, 이를 통해 혈당이 떨어진다. 근육량이 많고 평소 근육을 많이 사용하는 사람일수록 당뇨병에 걸릴 위험이 낮아지는 이유다.

당뇨병에 효과적인 저항성 운동

당뇨병에 걸렸다면 어떤 운동을 해야 할까? '저항성 운동'이라 불리는 근력 운동을 추천한다. 덤벨이나 바벨 또는 자신의 체중을 이용해 신체에 저항 부하를 거는 운동법이다.

먼저 자신이 들 수 있는 최대한 무거운 덤벨의 무게를 찾는다. 그런 다음 상반신을 운동할 때는 최대 무게의 30%로 덤벨을 들어 올렸다 내린다. 하반신을 강화하고 싶다면 50%의 무게로 덤벨을 들고 스쿼트를 한다. 한 번 할 때마다 '10회×3세트'를 실시한다. 근력 운동은 대흉근(가슴 근육)을 비롯해 광배근(등 근육), 대둔근(엉덩이 근육), 대퇴사두근(허벅지 근육) 등의 큰 근육을 움직여야 효과가 좋다.

근력 운동은 특히 당뇨병에 효과가 있다고 알려져 있다.[4] 혈당을 떨어뜨리는 데 가장 큰 역할을 하는 인체 조직이 근육인데, 저항성 운동을 꾸준히 하면 근육의 성질이 좋아지고 부피가 커져서 혈당 관리가 용이해지기 때문이다. 특히 허벅지 근육은 우리 몸에서 가장 큰 근육이므로 이 부위에 중점을 두고 운동을 한다.

근력과 균형 감각을 동시에 키우고 싶다면

하체 운동으로 스쿼트도 좋지만, 가장 추천하는 운동은 '런지'와 '한 발 서기'다. 런지는 허리를 곧게 펴고 똑바로 선 상태에서 한쪽 다리를 앞으로 뻗으면서 무릎을 굽혔다가 다시 원래의 자리로 되돌아오는 운동이다. 엉덩이와 허벅지 근육을 강화하는 데 효과가 좋다. 한 발 서기는 말 그대로 한쪽 발로만 서는 운동이다. 양손으로 의자 등받이를 잡고 눈을 감은 채 1분간 한쪽 발로 움직이지 않고 서 있거나 눈을 뜬 상태에서 발을 번갈아 가며 들어 올린다.

런지로 근력 향상, 균형 감각 UP!

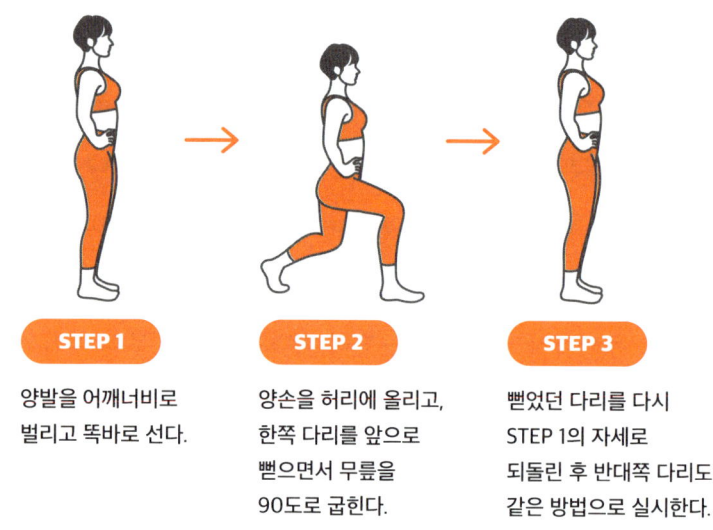

STEP 1
양발을 어깨너비로 벌리고 똑바로 선다.

STEP 2
양손을 허리에 올리고, 한쪽 다리를 앞으로 뻗으면서 무릎을 90도로 굽힌다.

STEP 3
뻗었던 다리를 다시 STEP 1의 자세로 되돌린 후 반대쪽 다리도 같은 방법으로 실시한다.

    런지와 한 발 서기는 근력 향상뿐 아니라 균형 감각이 좋아지는 효과가 있어 꾸준히 하면 좋다. 특히 노년층에게 한 발 서기 운동을 권하는데, 이 운동이 낙상 예방에 도움이 되기 때문이다. 낙상은 고령자의 수명을 단축시키는 위험인자로, 세계보건기구에서도 65세가 넘으면 낙상을 예방하기 위해 균형 감각을 키우는 운동을 권장하고 있다.[5]

    근력 운동은 주 2~3회 실시하는 게 가장 좋지만, 여러 번 강조했듯이 중요한 건 꾸준함이다. 따라서 주 1회 정도도 괜찮다. 주 1회라도 꾸준히 하다가 익숙해지면 조금씩 횟수를 늘려나가자.

근력 운동과 유산소 운동을 병행하면 운동 효과가 훨씬 배가된다. 오스트리아의 빈대학에서 진행한 연구에서도 유산소 운동이나 근력 운동 하나만 했을 때보다 두 가지 운동을 차례로 병행했을 때 당뇨병 개선에 가장 큰 효과가 있는 것으로 나타났다.[6] 유산소 운동과 근력 운동은 상호보완적인 특성이 있기 때문이다.

운동 순서도 중요하다. 근력 운동을 하고 나서 쉬지 않고 곧바로 유산소 운동을 하는 것이 지방 연소에 뛰어난 효과가 있다는 연구 결과가 있다.[7]

사르코페니아가 되는 것을 막고 건강수명을 늘리려면 본인에게 알맞은 운동법을 찾아 꾸준히 해야 한다. 단, 병증의 진행 정도에 따라 과도한 무게를 사용하는 운동은 피해야 하는 경우도 있다. 질환이 있는 사람이라면 의사와 상담 후 운동을 시작하는 것이 좋다.

71

콩팥 기능 저하라는 진단을 받으면?
저염식을 유지하는 특급 비결

　콩팥 기능은 한 번 떨어지면 다시 회복되지 않기 때문에 심해지면 투석이나 콩팥 이식 수술을 받아야 한다. 하지만 초기 단계라면 콩팥 기능을 회복시키는 일도 가능하다. 그래서 콩팥 기능이 저하되었거나 초기 증상이 거의 없는 만성 콩팥병을 발견한다면 바로 대책을 세워야 한다.

　콩팥병은 68쪽에서 소개한 GFR과 요단백 수치를 통해 중증도를 판단한다. 병의 중증도에 따라 1~5기로 나뉘는데, 5기는 투석이나 콩팥 이식이 필요한 단계다. 콩팥 기능이 눈에 띄게 저하되는 3기부터는 몸에서 특정 영양소를 제대로 배출하지 못하기 때문에 일반적인 식사법과 다른 식단이 필요하다.

채소나 과일을 먹으면 안 된다?

예를 들어 바나나나 채소에 많이 함유된 칼륨이라는 미네랄 성분은 신경 전달이나 근육 수축과 관련된 매우 중요한 영양소다. 그러나 콩팥 기능이 일정한 수준 이하로 떨어지면 소변을 통해 칼륨을

만성 콩팥병의 진단 기준

단계	상태 및 증상	GFR(사구체여과율) 수치
1기	정상 또는 콩팥 손상은 있지만 GFR은 정상	GFR 90 이상
2기	경도의 콩팥 손상, 증상은 거의 없음	GFR 60~89
3기	중증도의 콩팥 손상, 피로, 부종, 혈뇨	GFR 30~59
4기	고도의 콩팥 손상, 소변량 감소, 부종, 혈뇨, 식욕 저하, 혈압 상승	GFR 15~29
5기	신부전, 투석치료나 콩팥 이식 수술 필요	GFR 14 이하

만성 콩팥병은 GFR 수치와 함께 요단백이나 혈청 크레아티닌 수치 등을 종합적으로 고려해 판단한다.

몸 밖으로 배출하는 기능이 약해진다. 그 결과 혈중 칼륨 농도가 과도하게 높아지면서 고칼륨혈증을 일으킨다.

고칼륨혈증 상태는 돌연사의 원인이 되는 '심실세동'이라는 부정맥을 유발할 가능성이 있어 매우 위험하다. 그래서 칼륨 수치가 높은 만성 콩팥병 환자는 과일이나 채소 등 칼륨이 많이 포함된 식품을 제한해야 하는 경우가 있다.

또 식단으로 반드시 관리해야 하는 영양소가 바로 단백질이다. 콩팥의 가장 큰 역할은 불필요한 노폐물을 소변으로 배출하는 여과 작용이다. 노폐물을 몸 밖으로 내보내는 능력이 저하되면 체내에 노폐물이 쌓인다. 노폐물이 일정 수준 이상으로 쌓이면 극심한 피로나 나른함과 같은 증상이 나타나는 요독증을 유발할 수 있다. 이때 요독증을 예방하려면 단백질을 제한해야 한다. 그런데 단백질을 섭취하지 않으면 근육량이 줄어들어 앞에서 설명한 사르코페니아 상태가 되기 쉬우므로 엄격한 영양 관리가 필요하다.

지금까지 설명을 읽고 칼륨이나 단백질 섭취를 줄여야겠다고 생각하는 사람이 있을지 모르겠다. 하지만 이는 어디까지나 '콩팥병 3기' 이후에 해당하는 내용이다. 1기나 2기 환자는 영양소 섭취를 제한할 필요가 없다.

염분의 과다 섭취는 금물

　콩팥 기능이 저하되면 반드시 저염식을 해야 한다. 일본 고혈압 학회에서도 염분 섭취량을 1일 6g 미만으로 권장하고 있다.[8] 하지만 일본인의 1일 평균 염분 섭취량은 10g 정도로 보고된다.[9]* 권장 섭취량을 훨씬 뛰어넘는 양이다. 그러므로 환자가 아니더라도 저염식을 할 필요가 있다. 이는 일본인이 평소 자주 먹는 음식 중에 된장국이나 생선구이, 장아찌처럼 염분이 다량 함유된 메뉴가 많기 때문이다.

　미네랄 성분 중 염분에 포함된 나트륨은 수분을 흡수하는 작용을 한다. 혈액 중에 나트륨 성분이 너무 많아지면 혈액량이 증가한다. 혈액량이 늘면 혈압이 상승해 혈관벽에 손상을 입히고 동맥경화가 진행된다. 그러면 콩팥의 혈관도 손상되어 여과 기능이 떨어지고, 그 결과 염분을 몸 밖으로 원활하게 배출할 수 없어 혈압이 더 상승하는 악순환에 빠지게 된다.

　염분을 너무 많이 섭취하면 혈압과 콩팥에 좋지 않을 뿐 아니라 위암에 걸릴 위험성도 커진다. 약 4만 명의 일본인을 대상으로 한 연구에서 소금을 과다 섭취한 남성의 위암 발생률이 높아졌다. 특히 소금에 절인 연어알이나 성게알과 같은 식품이 위암 발생률을

---

*　세계보건기구에서 권장하는 하루 염분 섭취량은 6g 정도다. 한국인의 하루 평균 염분 섭취량은 14~24g으로 권장 섭취량보다 훨씬 과다하게 섭취하고 있다.

더욱 높이는 것으로 나타났다.[10]

 마흔 이후에는 의식적으로 염분 섭취를 줄이려고 노력해야 한다. 염분에 포함된 나트륨은 몸에 필요한 필수 성분이지만, 하루 평균 섭취량을 생각하면 의외로 많다. 나트륨 부족을 걱정할 필요가 전혀 없다는 얘기다.

 저염식을 꾸준히 유지하려면 어떻게 해야 할까? 소금을 줄인 양만큼 다른 음식으로 보충하면 된다. 예를 들어 레몬이나 유자와 같이 산미가 있는 과일이나 후춧가루, 고춧가루와 같은 향신료는 혈압이나 콩팥에 해가 되지 않으므로 소금의 대체품으로 매우 유용하다. 저염 간장 등을 사용하는 방법도 효과적이다.

72

무서운 통증의 대명사, 요관 결석이 생겼다면
칼슘과 구연산을 철저히 챙겨라

　너무 고통스러워 두 번 다시 겪고 싶지 않은 질환을 꼽으라면 요관 결석을 떠올리는 사람이 적지 않을 것이다.

　'요관 결석'이란 신장이나 방광 등 소변이 배출되는 통로에 돌처럼 딱딱한 결석이 생겨 요관이라는 관이 막히는 질환이다. 요관 결석에 걸리면 허리나 하복부에 살면서 한 번도 느껴본 적이 없는 극심한 통증이 발생한다. 아무리 성인이라도 참을 수 없는 고통으로 인해 몸을 펴지 못하고 응급실에 실려 오는 환자가 많다.

　요관 결석이 더 무서운 이유는 재발하기 쉬운 질환으로 유명하기 때문이다. 제대로 치료하지 않으면 10년 이내에 요관 결석이 재발할 확률이 50%라는 연구 결과가 있다.[11] 지금부터 요관 결석의 재발을 방지하기 위한 일상생활 속 주의점에 대해 알아보자.

요관 결석 재발 방지의 핵심은 칼슘 섭취

요관 결석의 재발을 막는 가장 효과적인 방법은 적절한 수준의 칼슘을 섭취하는 것이다. 요관 결석이 발생하는 원인 중 90%가 칼슘이기 때문이다. 옥살산이나 인산 등의 산이 칼슘과 결합하면 결석이 만들어진다. 그래서 예전에는 칼슘을 많이 섭취하면 소변 내 칼슘의 양이 증가해 결석이 생기기 쉽다는 의견이 주를 이루면서 칼슘의 섭취를 제한했다.

그러나 현재는 칼슘의 섭취량을 늘리는 게 좋다는 의견이 더 우세하다. 미국에서 약 9만 명을 대상으로 실시한 연구에 따르면 식사를 통해 칼슘을 섭취하는 양이 많은 사람은 요관 결석의 발생 확률이 낮다는 결과가 발표되었다(참고로 영양 보충제로 칼슘을 섭취한 사람은 요관 결석의 발생률이 높아졌다).[12] 그러나 이러한 연구 결과에도 불구하고 칼슘의 섭취량을 늘리는데 왜 요관 결석이 줄어드는지 이해하기 어려운 사람이 많을 것이다.

사실 이런 현상은 칼슘과 옥살산의 결합하는 방식 때문에 발생한다. 칼슘은 장 속에서 옥살산과 결합해 결정을 만드는데, 장에서 만들어진 결정은 소변이 아니라 대변을 통해 몸 밖으로 배출된다. 그 결과 소변에 포함된 옥살산의 양이 줄어들면서 요관 결석이 잘 생기지 않는 것이다.

 반대로 칼슘의 섭취량이 줄어들면 옥살산이 소변으로 흘러 들어가 결석이 생기기 쉬워진다. 물론 칼슘을 과다 섭취하면 옥살산과 전부 결합하지 못해 남은 칼슘이 소변으로 흘러들어가 결석이 생길 확률이 높아지기도 한다. 즉 모든 칼슘이 옥살산과 남김없이 결합할 정도로만 섭취하는 게 이상적이다.

 그런데 일본인의 평균 칼슘 섭취량은 505mg(중장년층의 권장 칼슘 섭취량은 650~700mg)으로 상당히 낮은 편이다.[13]* 뼈 건강을 위해서라도 칼슘의 과다 섭취를 걱정하기보다 평소 섭취량이 부족하지 않도록 의식적으로 노력해야 한다.

 일본 비뇨기과학회는 요관 결석을 예방하기 위해 하루에 600~800mg 정도의 칼슘을 섭취하도록 권장하고 있다.[14] 이를 참고해 평소 적정량의 칼슘을 섭취하도록 노력하자.

---

* 2022년 국민건강영양조사 결과에 따르면, 우리나라 성인의 하루 평균 칼슘 섭취량은 약 470mg이다. 일본보다도 더 낮은 편이다.

놓쳐선 안 되는 구연산

　구연산을 많이 섭취하는 것도 요관 결석을 예방하는 데 효과적이다. 구연산은 소변 속에서 칼슘과 결합하는데, 앞에서 설명한 바와 같이 옥살산이나 인산과 같은 산과 칼슘이 결합하면 결석이 생긴다. 구연산은 이 결합 반응을 억제하는 매우 고마운 존재다.

　요산 수치가 높을 때 요산 결석이 생기기도 하는데, 이를 예방하는 데도 구연산이 효과적이다. 구연산은 소변을 알칼리화하는 작용을 해서 요산이 잘 녹을 수 있는 환경을 만들어주기 때문이다.

　구연산은 레몬이나 매실 절임, 블랙커런트(까막까치밥나무의 작은 보랏빛 열매)처럼 생각만 해도 입에 침이 고이는 새콤한 식품에 많이 포함되어 있다. 결석 예방을 위해 구연산이 많이 포함된 새콤한 식품을 꾸준히 섭취하자.

　그밖에 옥살산의 섭취를 줄이는 방법도 요관 결석 예방에 효과적이다. 옥살산은 우리가 자주 먹는 식품 중 시금치에 많이 들어 있다. 옥살산은 수용성이라 데치면 대부분 물에 녹는다. 따라서 시금치는 반드시 데쳐서 먹는다.

무엇보다 탈수 조심

요관 결석의 재발을 예방하고 싶다면 조심해야 할 것이 바로 탈수다. 체내에 수분이 부족해지면 소변이 농축되어 발작이 일어나기 쉬워진다. 통풍도 마찬가지다. 혈액이 농축되면 상대적으로 요산 수치가 높아지므로 발작이 일어나기 쉽다. 예를 들어 맥주를 여러 잔 마신 후 물을 마시지 않고 사우나에 들어가는 행위는 정말 위험한 행동이다. 통풍이나 요관 결석이 일어나도록 부채질을 하는 것과 다름없기 때문이다.

그런데 바꾸어 생각하면 수분을 충분히 섭취하면 발작 위험을 낮출 수 있다는 뜻이다. 요관 결석 관련 연구 중 '하루 2L의 수분을 섭취하면 5년 내 요관 결석 재발률을 15% 낮출 수 있다'라는 결과가 있다. 그러니 평소 수분을 충분히 섭취하도록 노력해야 한다.[15]

결론적으로 칼슘, 구연산, 수분을 충분히 섭취하는 것이 요관 결석을 예방하고 재발을 막는 데 효과적이다. 추가로 시금치는 꼭 데쳐서 먹는 등 옥살산의 섭취를 줄이도록 노력한다면 더 큰 효과를 볼 수 있다. 위의 정보를 바탕으로 몸속에서 결석이 생기지 않도록 조심한다면 평생 요관 결석의 극심한 통증을 겪지 않고 미리 예방할 수 있다.

73

암이나 난치병에 걸렸다면
병마에 맞서 함께 싸울 친구를 찾자

　당신의 몸에 암과 같은 무시무시한 병마가 찾아온다면 가장 먼저 해야 할 일은 무엇일까? 바로 함께 싸울 친구를 만드는 일이다.

　건강한 사람은 아픈 사람의 고통을 온전히 이해하고 공감하기 어렵다. 그렇다 보니 환자의 가족과 의료진 사이에서 소통의 괴리가 발생할 때가 있다. 이러한 괴리의 틈을 좁히기 위해 '서사의학Narrative Medicine'이라는 개념이 생겼다.

　근거중심의학이 과학적인 자료와 데이터에 기반하는 것이라면, 서사의학은 환자와의 대화를 통해 환자가 질병을 어떻게 받아들이고 있는지 그리고 현재 심정이 어떤지 등 환자의 감정을 중시한다.

병에 걸렸을 때의 상황이나 감정을 공유하는 일은 해당 질환에 걸린 적이 없는 의사에게 매우 유용한 공부가 되며, 같은 병을 앓고 있는 다른 환자에게는 깊은 공감과 위안이 될 수 있다. 같은 병에 걸린 경험자의 이야기를 듣고 고통스러웠던 경험에 대해 서로 이야기를 나누면 환자의 힘들었던 마음이 조금이나마 치유될 수 있다. 따라서 이런 환경이 꼭 필요하다고 생각한다.

함께할 친구를 찾는 방법

요즘은 SNS나 인터넷상에서 다양한 질환에 걸린 환우 모임을 쉽게 찾을 수 있다. 예를 들어 일본의 'G 커뮤니티'라는 웹사이트에는 궤양성 대장염이나 크론병과 같은 난치성 대장질환 환자들이 전문의나 다른 환자와 상담할 수 있는 코너가 마련되어 있다. 또 '5 years'라는 커뮤니티에서는 암에 걸렸던 사람이 현재 암으로 투병 중인 환자들에게 투병 생활에 대한 경험을 이야기해 주기도 하고, 투병 생활을 하는 동안 서로 의지할 친구를 만날 수 있게 돕는다.

이렇듯 요즘은 온라인 등을 통해 같은 질환을 앓았거나 현재 투병 중인 사람끼리 만나 소통할 수 있는 공간이 늘어나고 있다. 실명으로 대화하는 것이 조금 불편한 사람에게는 온라인상에서 익명으로 대화를 나눌 수 있다는 것이 큰 장점이다. 익명성이라는 점을 이용해 평소 말하기 어려웠던 고민이나 어려움을 편하게 공유하고 털어놓을 수 있기 때문이다.

내가 운영하는 유튜브 채널인 '예방의학'에서도 의사의 일방적인 정보 제공뿐 아니라 서사의학을 활용하고 있다. 댓글을 통해 환자들의 질병에 관한 실제 경험담을 들을 수 있고, 어떤 경우에는 경험자가 상담이나 조언을 해주기도 한다. 최근 유튜브에서는 댓글난이 게시판화되는 경향이 있는데, 내가 운영하는 채널에서는 이러한 경향이 매우 좋은 방향으로 작용하고 있다.

'지금까지 커피는 몸에 좋지 않다고 생각했다', '체중이 줄어든 일 정도로 병원에 가기는 어쩐지 좀 민망하다' 등 환자들의 솔직한 목소리를 들을 수 있어 나에게도 정말 도움이 되는 공간이다.

SNS 공간은 남을 비방하거나 상처를 주는 사이버 폭력 문제가 발생하기 쉽지만, 잘만 사용한다면 정말 많은 도움을 받을 수 있다. 공통의 적을 가진 환우들과 함께 힘을 모아 병마에 맞서 싸우는 것도 어렵지 않다.

74

병이 가르쳐준 교훈
건강한 일상이야말로 축복

'병은 신이 주신 선물'이라는 말이 있다. 병에 걸리고 나서야 비로소 지금까지의 평범한 일상이 얼마나 소중하고 감사한 것이었는지 깨닫기 때문이다.

인간은 적응의 동물이다. 초고층 아파트의 최상층 펜트하우스에서 보는 야경도 매일 보면 질리기 마련이다. 건강한 일상에 매일매일 감사함을 느끼며 사는 사람은 거의 없다. 하지만 누구에게도 그런 일상이 계속된다는 보장은 없다. 어느 날 갑자기 건강에 이상 증세가 나타날 수 있고, 건강검진에서 문제가 발견될 수도 있다.

병에 걸렸다는 현실을 비관하고 지금까지의 생활습관을 돌아보며 후회하기도 한다. 하지만 병에 걸리고 나서야 비로소 알게 되는 것도 있다.

큰 병에 걸리고 나서야 비로소 깨닫게 되는 사실들

당뇨병을 제대로 치료하지 않고 그냥 내버려둔 탓에 병이 급격히 악화되어 심한 구토와 호흡곤란 증세로 응급실에 실려 온 환자가 있었다. 그는 두 번 다시 그런 고통을 경험하고 싶지 않고 이번 일로 건강의 소중함을 다시 한번 깨닫게 되었다고 말했다.

그 환자는 퇴원한 후부터 건강에 좋은 식사와 운동 습관을 유지하면서 병이 재발하지 않도록 노력하고 있다. 응급실에 실려 온 경험으로 인해 늦게라도 좋은 생활습관을 익히게 된 것이다.

병에 걸린 이후 달라진 삶을 사는 환자는 또 있다. 병에 걸리기 전에는 가족과 사이가 매우 좋지 못했던 이 환자는 암 선고를 받고 난 후 자신의 남은 인생에 대해 차분하게 생각하기 시작했다. 가족과도 마음을 터놓고 솔직한 대화를 나누었다. 그 결과 소홀했던 가족 관계를 회복할 수 있었다고 한다. 병을 통해 지금까지 깨닫지 못했던 가족의 소중함을 발견한 것이다.

  일상 속에서 그와 비슷한 장면을 우연히 마주치게 될 때가 있다. 병에 걸린 후 비로소 깨달을 수 있고 느낄 수 있는 감동을 마음속에 되새기면서 긍정적인 마음으로 하루하루를 소중하게 살아나가자.

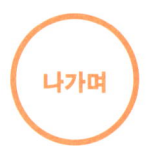

생의 끝자락에서 행복한 인생이었다고 말할 수 있는 사람이 많아지기를…

"의사의 사명은 병을 예방하는 데 있다."

페스트균과 파상풍 치료법을 개발한 일본 세균학의 아버지, 기타자토 시바사부로가 한 말이다.

응급 현장에서 근무하는 동안 아무 근거도 없는 민간요법에 의지하다가 결국 온몸에 암이 전이된 상태로 병원을 찾아오는 환자, 생활습관병을 제대로 치료하지 않아 심근경색이나 뇌출혈이 발생해 응급실에 실려 오는 환자를 많이 만났다.

반대로 적절한 검진을 통해 암을 조기에 발견하여 수술을 받고 전과 같은 일상생활로 돌아갈 수 있었던 환자, 건강검진에서 당뇨병 전단계라는 진단을 받은 이후 생활습관을 개선해 큰 병을 예방한 환자도 많이 만날 수 있었다.

이 책을 쓰는 동안 독자들이 과학적 근거에 기반한 올바른 답을 찾아 실행할 수 있도록 최대한 이해하기 쉽게 설명하려고 노력했다. 여러분의 건강에 부디 도움이 되기를 간절히 소망하는 마음이다.

구급 현장에서 매일 병원으로 이송되어 오는 환자들의 병을 치료하는 일은 인베이더 게임에서 쉴 새 없이 밀려오는 외계인을 격퇴하는 것과 마찬가지다. 예방의학의 보급은 병의 온상인 우주선을 파괴하는 것이라 할 수 있다.

우주선을 파괴하기 위해서는 한 명이라도 더 많은 사람에게 올바른 의료 지식을 전달할 필요가 있다. 그러기 위해서 내가 무엇을 해야 하는지, 어떤 의학 정보를 어디까지 전달해야 좋을지 아직도 계속 답을 찾는 중이다.

사람들에게 의학 정보를 전달할 수 있는 다양한 방법이 있지만, 유튜브는 많은 사람에게 무료로 정보를 전달할 수 있고 댓글 기능을 통해 쌍방향 소통이 가능하다.

동영상을 보고 내 증상과 비슷하다고 생각해 병원을 찾았는데, 심근경색이 의심된다는 진단을 받고 곧바로 치료를 받을 수 있었다며 고맙다는 말을 전하는 사람도 있었다. 또 뇌경색이 발생한 순간의 경험담이나 당뇨병을 제대로 치료하지 않고 내버려두었다가 다리를 절단할 뻔했지만 다행히 절단은 피했다는 귀중한 이야기를 들을 수 있었다. 이런 이야기들은 의사인 나에게도 매우 도움이 된다.

게다가 구독자들끼리 서로 격려와 응원을 주고받거나 실제 경험을 근거로 생활 속에서 어떤 마음가짐을 가져야 하는지 등을 공유할 수 있어 유튜브는 의료 정보를 전달하는 데 매우 효과적인 도구라고 생각한다.

다양한 건강 지식을 전달하고 프로그램으로 개인뿐 아니라 조직 전체를 건강하게 만드는 데 일조할 수 있는 산업의라는 직업에 매우 보람을 느끼고 있다.

이 한 권의 책에 내가 전달하고자 하는 예방의학 지식을 아낌없이 전부 담으려고 노력했다. 이 책이 만들어지는 과정 내내 아낌없는 신뢰와 응원을 보내준 다이아몬드사의 나카무라 히로시 씨에게 무한한 감사의 인사를 전하고 싶다.

아프기 전에, 더 늦기 전에

신종 코로나바이러스 감염증이 창궐했을 때 증상이 중증화되거나 사망한 사람에게는 공통점이 있다. 바로 고혈압, 당뇨병, 비만, 이상지질혈증과 같은 생활습관병 환자라는 점이다.

생활습관이 점점 서구화되면서 이러한 생활습관병 환자가 급격히 증가하고 있다. 이 시점에서 '나의 건강 상태는 지금 이대로 괜찮은가?'를 한번 생각해볼 필요가 있다. 인생 100세 시대, 예방의학은 이제 중장년층에게 필수 교양이 될 것이라 확신한다.

일본 속담 중에 '목구멍만 지나면 뜨거움을 잊어버린다'라는 말이 있다. 인간은 어떤 고통이나 괴로움도 시간이 지나면 잊어버리는 존재라는 의미다.

병에 걸려 아프고 힘들면 건강의 소중함을 깨달았다가 다시 건강을 회복하고 나면 언제 그랬냐는 듯 금방 잊는다. 물론 그게 자연스러운 세상의 이치다. 하지만 그렇기 때문에 이 책을 책장에 꽂아두었다가 문득 생각날 때마다 꺼내 읽어야 한다.

"요즘 배달 음식을 너무 많이 먹었어. 이러면 안 되는데…."

"건강검진 결과가 좀 안 좋네."

"스트레스 때문인가, 요즘 몸 상태가 너무 안 좋아."

이런 생각이 들 때 이 책에서 새로운 해답을 찾을 수 있을지 모른다. 여러분이 건강한 일상을 살아가는 데 이 책이 조금이나마 도움이 된다면 그보다 더 큰 기쁨은 없을 것이다. 한 명이라도 더 많은 사람의 건강수명이 연장되고, 그들이 생의 끝자락에서 "이만하면 행복한 인생이었어"라고 말할 수 있게 되기를 간절히 바라며 이 글을 마치고자 한다.

권말자료 1
연령대별 필수 검진·접종 항목

지금 바로 해야 할 일

- ☐ 헬리코박터 파일로리균 검사 — 98쪽
- ☐ HPV 예방접종(45세까지) — 107쪽
- ☐ 풍진 예방접종(풍진 예방접종을 받지 않은 사람) — 275쪽

암의 원인이 되는 헬리코박터 파일로리균과 인유두종 바이러스(HPV)가 당신의 건강을 갉아먹고 있을지도 모른다. 빨리 손을 써야 한다. 또 어릴 때 풍진 예방접종을 받지 않았다면 남성은 결혼 전에 반드시 백신을 맞는 것이 좋다.

40세부터

- ☐ 간염 바이러스 검사(1회) — 103쪽
- ☐ 맘모그래피 검사
  (2년마다/ 치밀유방인 경우 유방 초음파 검사도 함께 받기) — 122쪽
- ☐ 세포진 검사(3년마다), 세포진+HPV 검사(5년마다) — 107쪽

간염 바이러스 검사를 무료로 받을 수 있는 기회가 온다면 반드시 검사를 받도록 하자. 또 여성의 경우 유방암이나 자궁경부암과 같은 암에 걸릴 위험이 40대부터 높아진다. 바로 검진을 시작하자.

50세부터

- [ ] 위내시경 검사(2~3년마다), 위장조영 검사(1~3년마다)   112쪽
- [ ] 분변잠혈 검사(매년)   116쪽
- [ ] 대장내시경 검사(10년에 1회)   116쪽
- [ ] 대상포진 예방접종   270쪽

50세를 넘으면 입에서 항문으로 이어지는 소화기관과 관련된 암 발생률이 높아진다. 분변잠혈 검사, 대장내시경 검사, 위내시경이나 위장조영 검사를 받자. 면역 기능이 떨어지면 대상포진에 걸리기 쉬우므로 미리 예방접종을 하자.

55세부터

- [ ] 저선량 CT 검사(헤비 스모커는 매년)   127쪽
- [ ] PSA 검사(55~69세/ PSA 검사의 장단점을 따져보고 선택할 것)   131쪽

55세가 되면 간암이나 전립선암에 걸릴 위험이 커진다. 헤비 스모커는 간암의 예방이나 조기 발견을 위해 저선량 CT 검사를 받도록 하자. PSA 검사에 관해서는 잠복암 등에 대해 알아본 후 검사 여부를 결정하자.

65세부터

- [ ] 복부 초음파 검사(65세 이상의 남성 흡연자)   127쪽
- [ ] 골다공증 검사(여성은 65세부터, 남성은 70세부터)   265쪽
- [ ] 폐렴구균 예방접종(65세부터/ 지병이 있다면 60세부터)   270쪽

65세 이상의 노년층에 진입하면 혈관이나 뼈가 약해져 대동맥류나 골다공증과 같은 질환에 걸릴 위험이 커진다. 또 폐렴구균은 고령자가 감염될 경우 사망에까지 이를 수 있는 매우 위험한 세균이므로 꼭 백신을 맞아 예방하도록 하자.

권말자료 2
40대 이후 바로 병원에 가야 하는 15가지 증상

① 소변에 거품이 많아지고 시간이 지나도 잘 없어지지 않는다

요단백 증가가 원인일 수 있다. 단백질이 섞인 소변은 맥주 거품처럼 작은 거품이 생길 수 있으므로 평소와 다른 형태의 거품이 보인다면 주의가 필요하다. 신장은 우리 몸에서 마치 재활용 센터와 같은 역할을 담당한다. 정상적인 상태에서는 단백질이 재흡수되어 소변으로 새어 나오지 않는다. 하지만 신장에 염증이 생겨 신부전 상태가 되면 여과 기능이 약해져 단백질이 새어 나온다.

② 혈변이 일정 기간 계속된다

치질일 가능성도 있지만 일정 기간 계속된다면 대장암이나 장의 염증이 원인일 수 있다. 바로 소화기내과를 찾아 검사를 받아보는 것이 좋다. 만약 혈액 덩어리가 나온다면 대량의 출혈이 발생하고 있을 수 있으므로 신속하게 진찰을 받을 필요가 있다.

③ 망치로 얻어맞은 것 같은 두통

이러한 증상은 거미막하출혈일 가능성이 있다. 지금까지 느껴본 적 없는 두통이 발생했다면 즉시 구급차를 부르자. 전문과는 뇌신경외과다.

④ 가슴이나 어깨 부위에 쥐어짜는 듯한 통증이 가라앉지 않는다

심근경색이 발생하면 가슴뿐 아니라 어깨에도 통증이 생길 수 있는데, 이를 '방사통'이라고 한다. 심장이 있는 왼쪽이 아니라 오른쪽 어깨가 아픈 경우도 있으므로 주의가 필요하다. 통증 부위를 눌러도 아프지 않거나 몸을 비틀어도 통증이 더 강해지지 않는다면 근육이나 뼈의 문제가 아니라 내장 기관에서 발생한 통증일 가능성이 있다. 바로 병원을 찾아야 한다. 전문과는 순환기내과지만 응급실로 바로 가는 것이 좋다.

⑤ 원인을 알 수 없는 체중 감소

원인을 알 수 없는 체중 감소는 암이 원인일 가능성이 있다. 암세포는 숙주인 인간의 단백질이나 지방을 에너지원으로 삼아 성장하기 때문에 대개 체중이 줄어든다.
또 당뇨병일 가능성도 있다. 당분은 인슐린이라는 호르몬의 작용으로 에너지원으로 사용되는데, 당뇨병이 진행되면 인슐린이 제대로 분비되지 않아 이러한 작용이 약해진다. 그 결과 자신의 근육이나 지방을 분해해 에너지로 사용하므로 체중이 줄어든다. 6개월에서 1년 사이에 체중이 갑자기 5% 이상 줄었다면 건강에 이상이 있을 가능성이 있다. 그러므로 특별한 원인이 없는데 체중이 줄어든다면 잘 살펴봐야 한다.

⑥ 피가 섞인 가래가 일정 기간 계속 나온다

이런 증상은 폐암일 가능성이 있다. 기관지 근처에서 폐암이 발생하면 기관지를 자극해 출혈이 발생할 수 있다. 기관지에서 난 피가 가래에 섞여 배출되는 것이다. 평소 흡연을 하거나 간접흡연을 하는 사람은 폐암에 걸릴 위험이 크다. 폐암과 관련된 전문과는 호흡기내과다.

⑦ 자다가 속옷이 흠뻑 젖을 정도로 식은땀을 흘린다(가슴 두근거림이 증가한다)

땀을 비정상적으로 많이 흘리거나 가슴 두근거림의 빈도가 늘었다면 신체 기능의 활동성을 높이는 갑상샘 호르몬이 과다하게 분비되고 있을 가능성이 크다. 내과 또는 내분비내과를 찾아 검사를 받아보자.

⑧ 평소보다 기분이 가라앉고 의욕이 없으며 식욕도 없다

갑상샘 호르몬이나 부신 호르몬의 분비가 감소했을 가능성이 있다. 정신적인 문제일 수도 있지만, 내과나 내분비내과에서 진찰을 받아보는 것이 좋다. 여성의 경우 완경 전후 5년, 총 10년 동안 발생하기 쉬운 갱년기 장애가 원인일 가능성이 있다.

⑨ 목이 쉬고 목소리가 나오지 않는다

특별한 원인 없이 목이 쉬거나 목소리가 잘 나오지 않는다면 인두암이나 후두암일 가능성이 있다. 흡연이나 음주량이 많으면 발병 확률이 높아지므로 특히 주의가 필요하다. 전문과는 이비인후과다.

⑩ 갑자기 화를 많이 낸다

갑자기 화를 많이 내거나 성격이 변했다면 치매가 원인일 가능성이 있다. 치매의 한 유형인 피크병(전두측두형 치매)은 한창 일할 나이인 40~50대에 발생하기도 한다. 인간은 뇌의 전두엽이라는 부분에서 감정을 조절하는데, 전두엽이 위축되면 감정 조절이 어려워진다. 성격이 갑자기 변했다면 전문과인 신경내과나 치매 외래에서 상담을 받아보는 것이 좋다.

⑪ 소변 줄기가 가늘어지거나 빈뇨 증상이 나타난다

이런 증상이 나타난다면 전립선비대증일 가능성이 크지만, 전립선암도 의심해봐야 한다. 전립선이 비대해지거나 암이 생기면 주변의 방광이나 요도를 자극하는데, 이러한 자극이 '화장실에 가고 싶다'라는 신호로 느껴진다. 밤에 잠을 자다가 2~3회 이상 일어나 화장실에 가는 증상이 있다면 비뇨기과에서 진찰을 받아보길 권한다.

⑫ 심한 갈증 때문에 하루 4L 정도의 수분을 섭취한다

당뇨병이 진행되면 심한 갈증을 느끼는 경우가 있다. 소변 내 당분이 많아지면 물을 흡수해 소변량이 증가한다. 그만큼 체내에 수분을 보충해야 하므로 자주 목이 마른 느낌을 받는다. 또 당뇨 수치가 높아져 혈액이 끈적끈적해지면 뇌가 혈액을 묽게 만들기 위해 물을 마시도록 명령을 내린다. 결국 갈증을 느끼게 된다. 이때 당분이 많이 포함된 스포츠 음료로 수분을 보충해서는 안 된다. 더욱 심한 갈증을 느끼게 되고 스포츠 음료에 들어 있는 당분으로 인해 혈당이 높아지는 악순환에 빠진다. 이러한 상황을 '페트병 증후군'이라고 부른다. 이외에도 당뇨병이 진행되면 눈이 침침해지고 손발 저림과 같은 증상이 나타난다.

⑬ 걸을 때 종아리가 아프다

걸을 때 종아리가 저리거나 조이는 듯한 통증이 느껴진다. 잠시 휴식을 취하면 회복되지만 다시 걷기 시작하면 다시 통증이 발생한다. 이러한 증상이 있다면 다리의 동맥경화인 폐색성 동맥경화증이 진행되고 있을 가능성이 있다.

근육은 활동할 때 산소가 필요한데 그 산소를 운반하는 것이 혈액이다. 다리의 동맥경화가 진행되면 혈액을 제대로 운반할 수 없어 산소 부족으로 다리의 근육이 아픈 것이다. 치료하지 않고 내버려두면 혈관이 막혀 다리가 썩기도 한다. 만일 이러한 증상이 나타나면 빨리 병원을 찾아 진찰을 받아야 한다. 전문과는 순환기내과다.

⑭ 눈에 띄는 다리의 부종이나 한쪽 다리의 부종

다리를 손가락으로 누르면 움푹 들어갔다가 원래대로 돌아오는 데 시간이 걸린다. 또는 눈으로 봐도 알 수 있을 정도의 붓기가 있다면 심부전, 간부전, 신부전과 같은 질환이 진행되고 있을 가능성이 있다.

손가락으로 다리를 10초 동안 눌렀다가 뗐을 때 원래대로 돌아가는 데 40초 이상 걸린다면 신부전이 의심된다. 또 한쪽 다리만 심하게 붓는다면 혈전이 혈관을 막고 있거나 감염증 등의 질환과 관련이 있을 가능성도 있다. 부종만으로는 어떤 장기에 문제가 있는지 알 수 없다. 우선 내과를 찾아 진찰을 받아보는 것이 좋다.

⑮ 작은 충격에도 멍이 생긴다

백혈병일 가능성이 있다. 혈액을 굳게 만드는 혈소판이 줄어들기 때문에 쉽게 멍이 든다. 백혈병의 전문과는 혈액내과지만, 우선은 내과에서 상담을 받아보는 것이 좋다.

> **권말자료 3**
> # 올바른 의료 정보를 골라내는
> # 세 가지 비결

① 의료 정보는 단언하기 어렵다는 점을 알아두기

건강서에는 '○○하면 혈압이 낮아진다', '○○하면 병이 낫는다'처럼 단언하는 표현이 많다. 그렇게 말해야 독자들이 이해하기 쉽고 마음이 편해진다는 건 나도 알고 있다. '단언할 수 있다면 나도 그렇게 말하고 싶다'라고 생각하는 의사도 많을 것이다.

하지만 'A 하면 B가 된다'라고 100% 정확하게 맞아떨어지는 의료 정보는 거의 없다. 예를 들어 혈압을 낮추는 효과가 있다는 연구 결과가 발표된 초콜릿이 있다면 '초콜릿이 혈압을 낮춘다는 근거가 있다', '혈압을 낮출 가능성이 있다', '효과를 기대할 수 있다'라고 표현할 수 있을 것이다. 그러나 '초콜릿을 먹으면 혈압이 낮아진다'라는 표현은 틀린 말이다. 개인차나 다른 요인이 있을 수 있으므로 모든 사람의 혈압이 반드시 낮아지는 것은 아니기 때문이다.

② 논문을 인용한 건강서 선택하기

수많은 건강서 중에는 도움이 되는 훌륭한 책도 있지만 그렇지 않은 책도 있다. 좋은 책들의 공통점을 살펴보면 인용한 논문이나 연구 결과 등을 기재하고 있다. 반대로 논문의 출처가 기재되어 있다고 모두 좋은 책이라고 단순화할 수 없다. 논문 중에는 몇십만 명을 대상으로 한 큰 규모의 연구도 있고, 겨우 20~30명을 관찰하고 쓴 연구 논문도 있기 때문이다. 연구 방법이나 해석하는 관점에 따라 의견이 나뉠 수도 있다.

결국 논문을 기초로 논의하거나 해석하는 작업이 필요하다. 이러한 전제가 있음에도 불구하고 아무 논문이나 연구 결과 없이 의학 정보를 전달하는 과학자(의사)는 자격이 없다고 생각한다.

앞으로 일반 건강서라도 인용된 논문이 있는지 잘 따져보는 사회적 풍조가 자리 잡길 바란다. 그러면 과학적 근거가 없고 내용이 부실한 책은 자연히 도태될 것이다.

③ 정확한 의학 용어로 검색하기

인터넷으로 의료 정보를 검색할 때 비결이 있다면 바로 정확한 의학 용어를 사용하는 것이다.

- 다리의 동맥경화 → 폐색성 동맥경화증
- 시야에 깜빡깜빡 빛이 나타남 → 눈부심, 섬휘암점

이처럼 상태나 증상을 나타내는 의학 용어가 존재한다. 이런 의학 용어로 검색하면 정보의 신뢰도가 높아진다. 하지만 의학 용어를 모르는 경우가 대부분이므로 우선 '○○(증상) 의학 용어'라고 검색해서 정확한 용어를 먼저 확인하는 것이 좋다.

물론 최종적인 판단은 의사가 하는 것이 맞다. 하지만 의사가 볼 때도 환자가 헬스 리터러시 능력을 키워 올바른 정보를 입수하고 "이러한 정보가 있던데, 저는 이 질환이 맞나요?"라고 질문하는 자세는 정말 훌륭하다고 생각한다.

어디선가 들은 정보로 알게 되는 것도 좋지만, 스스로 적극적으로 찾아낸 정보를 활용하면 불필요한 논쟁에 휘말리지 않을 수 있다. 텔레비전이나 책에서 얻은 정보라 할지라도 '이 정보는 정말 맞는 걸까?'라는 의문을 갖는 태도도 중요하다. 항상 올바른 정보만 골라 선택하는 습관을 갖도록 하자.

일러두기

1 본문 내용 중 각 출전은 아래의 URL에서 확인 및 다운로드할 수 있습니다.

   https://www.diamond.co.jp/go/pb/yobouigaku.pdf

2 이 책의 자세한 정보 및 해설 관련한 내용은 저자가 콘텐츠를 정리한 페이지에서 확인할 수 있습니다. 아래의 URL을 참고하기 바랍니다.

   https://preventiveroom.co.jp/media/book/

· 본문의 각주는 저자 주, 미주는 편집자 주입니다.
· 엔화는 편집 당시 환율을 반영한 원을 함께 표기합니다.

마흔에 꼭 알아야 할
최소한의 건강 지식

초판 1쇄 발행 2025년 6월 10일

지은이 모리 유마
옮긴이 박선정

펴낸이 장재순
펴낸곳 루미너스
주소 경기도 고양시 덕양구 동송로 30
전화 02-6084-0718
팩스 02-6499-0718
이메일 lumibooks@naver.com
블로그 blog.naver.com/lumibooks | **인스타그램** @lumibooks_official
출판등록 2016년 11월 23일 제2016-000332호

책임편집 장문정
디자인 유어텍스트
인쇄 도담프린팅

ISBN 979-11-985533-3-1 03510

* 이 책은 저작권법에 따라 보호받는 저작물이므로 무단 전재와 무단 복제를 금지하며,
  이 책 내용의 전부 또는 일부를 이용하려면 반드시 저작권자와 루미너스의 서면 동의를 받아야 합니다.
* 잘못된 책은 구입처에서 바꾸어 드립니다.
* 책값은 뒤표지에 있습니다.